100 entraînements
au poids du corps sans matériel
Volume 3
2021

Neila Rey | darebee.com

Traduit de l'anglais par **Natalia Tolu**

Biographie de l'auteur

Neila Rey est la fondatrice de Darebee, une ressource mondiale indépendante de remise en forme. Elle s'est engagée à démocratiser le fitness en supprimant les obstacles et en augmentant l'accessibilité. Chaque entraînement publié dans ses livres utilise les dernières avancées en science de l'exercice et a été soumis à des tests approfondis sur le terrain et à des améliorations grâce aux bénévoles de Darebee. Quand elle n'est pas occupée à diriger Darebee, elle se concentre sur la recherche de nouvelles façons de rendre l'exercice plus facile et plus agréable.

100 workouts - Volume III

1. 100 Push-Ups
2. Action Time
3. Ankle Recovery
4. Antihero
5. Ants in My Pants
6. Anywhere Cardio
7. Back to Basics
8. Beer Belly
9. Bubble Butt
10. Burn & Build
11. Busy Bee
12. Cardio & Core Burn
13. Cardio Fix
14. Chopper
15. Coda
16. Combat HIIT
17. Core Twister
18. Critical Hit
19. Crushing It!
20. Cyberpunk
21. Deathsquad
22. Defiant
23. Do Over
24. Expedited Delivery
25. Extra Spice
26. Fab Abs
27. Feel Good
28. Femme Fatale
29. Fresh Start
30. Genesis
31. Get It Done
32. Good Morning Yoga
33. Grit & Grace
34. Gut
35. Hello, abs!
36. Hero
37. Hip Dips
38. Holistic
39. Homemade Abs
40. Homemade Hero
41. Huff & Puff
42. Inquisitor
43. Into The Fire
44. Lady Knight
45. Lean & Mean
46. Live Long
47. Lunch
48. Make My Day
49. Micro Shred
50. Monkey!
51. Monster Inside
52. Morning Stretch
53. Nix
54. No Surrender
55. Odyssey
56. Off Day
57. One-Minute
58. Onna Bugeisha
59. Outlaw
60. Overkill
61. Over The Rainbow
62. Pack A Punch
63. Party Time
64. Permission Granted
65. Player
66. Pouncer
67. Powerbuilt
68. Power Burner
69. Power Gainer
70. Pump & Burn
71. Quick HIIT
72. Rambler
73. Rascal
74. Ravager
75. Raw Grit
76. Reconstructor
77. Rectifier
78. Red Reaper
79. Rest & Rec
80. Reviver
81. Rewired
82. Ricochet
83. Rockin' Abs
84. Rogue Build
85. Siren
86. Skybreaker
87. Storm
88. Strongman
89. Super Burn
90. Superhero Abs
91. Super HIIT
92. Superhuman
93. Sweat Zone
94. Target Abs
95. Ultimatum
96. Upperbody Tendons
97. Upperbody Works
98. Walk, Run, Repeat
99. White Rabbit
100. Zone

Introduction

Les exercices au poids du corps peuvent paraître faciles, mais si vous n'y êtes pas habitué, c'est moins aisé qu'il n'y paraît. C'est tout aussi intense que la course et c'est tout aussi difficile, donc si vous avez du mal avec cela au tout début, c'est parfaitement normal. Vous vous améliorerez une fois que vous commencerez à le faire régulièrement. Faites-le à votre rythme et prenez des pauses plus longues si vous en avez besoin.

Vous pouvez commencer par une seule séance individuelle de la collection et puis voir ce que vous ressentez. Si vous êtes nouveau dans l'entraînement au poids du corps, commencez toujours par une séance de niveau I (niveau de difficulté).

Vous pouvez choisir n'importe quel nombre de séances par semaine, généralement entre 3 et 5, et les alterner pour des résultats optimaux.

Certaines séances sont plus adaptées à la perte de poids et à la tonification, d'autres sont plus adaptées à la force, certaines font les deux. Pour vous faciliter le choix, elles ont toutes été classées par OBJECTIF. Utilisez ce principe pour créer un programme d'entraînement en fonction de votre besoin.

Les entraînements BRULE-GRAISSE et FORCE vous aideront à perdre du poids, à augmenter votre capacité pulmonaire et à améliorer votre tonus musculaire. Certains sont simplement plus spécialisés, mais cela ne signifie pas que vous devez vous concentrer exclusivement sur l'un ou l'autre. Quel que soit votre objectif avec l'entraînement au poids du corps, vous bénéficierez d'exercices qui produisent des résultats dans les deux domaines.

Pour une accessibilité maximale cette collection a été conçue pour être utilisé complètement sans équipement, de sorte que plusieurs exercices au poids du corps, comme les tractions, ont été exclus. Si vous voulez travailler davantage vos biceps et votre dos et que vous avez accès à une barre de traction, si vous avez une chez vous ou que vous pouvez en utiliser ailleurs, comme sur un terrain de jeu proche (barres de singe par exemple), en plus de votre entraînement vous pouvez faire des tractions en prise large et en prise serrée, 3 séries jusqu'à épuisement 2-3 fois par semaine avec jusqu'à 2 minutes de repos entre les séries. Vous pouvez également ajouter des tractions au début ou à la fin de chaque série d'un entraînement de force.

Tous les entraînements de cette collection conviennent aux hommes et aux femmes, aucune restriction d'âge ne s'applique.

Mode d'emploi

Les fiches d'entraînement (ou séance) (en anglais - workout) sont lues de gauche à droite et contiennent les informations suivantes: grille avec exercices (images), nombre de répétitions (reps) à côté de chacun, nombre de séries (sets) pour votre niveau de forme physique (I, II ou III) et temps de repos.

SAMPLE WORKOUT

NIVEAU I 3 sets **NIVEAU II** 5 sets **NIVEAU III** 7 sets **REPOS** jusqu'à 2 min

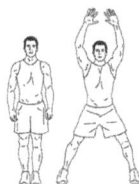

10 jumping jacks   **20** levés de genoux   **40** coups de mains serrées

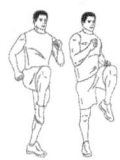

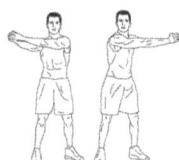

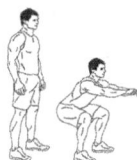

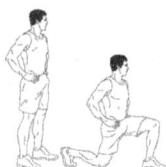

10 flexions   **20** fentes avant   **10-count** planche

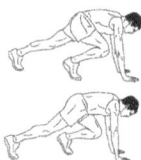

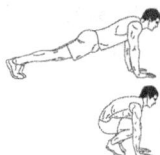

20 grimpeurs   **10** planches jump-ins   **10** pompes

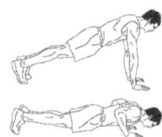

Niveaux de difficulté :

Niveau I : normal

Niveau II : difficile

Niveau III : avancé

1 SET (SERIE)

10 jumping jacks
20 levés de genoux (10 chaque jambe)
40 coups de mains serrées (20 de chaque côté)
10 flexions
20 fentes avant (10 chaque jambe)
planche en comptant jusqu'à 10
20 grimpeurs (10 chaque jambe)
10 planches jump-ins
10 pompes

2 minutes maximum de repos entre les séries (sets)
(30 secondes, 60 secondes ou 2 minutes, comme vous le sentez)

« Reps »signifie répétitions, combien de fois un exercice est effectué. Les Reps sont généralement situés à côté du nom de chaque exercice. Le nombre de répétitions est toujours un nombre total pour les deux jambes / bras / côtés. Il est plus facile de compter de cette façon: par exemple s'il dit 20 grimpeurs, cela signifie que les deux jambes sont déjà comptées - c'est 10 répétitions par jambe.

Reps (répétitions) jusqu'à épuisement signifie l'épuisement musculaire = votre maximum personnel, vous répétez le mouvement jusqu'à ce que vous ne puissiez plus. Cela peut aller de un à vingt, ce qui s'applique normalement à des exercices plus difficiles. Le but est d'en faire le plus possible.

La transition d'un exercice à l'autre est une partie importante de chaque série (set) - c'est souvent ce qui rend un entraînement particulier plus efficace. Les transitions sont soigneusement élaborées pour surcharger davantage des groupes musculaires spécifiques pour de meilleurs résultats. Par exemple, si vous voyez une planche suivie de pompes, cela signifie que vous commencez à effectuer des pompes juste après avoir fini avec la planche en évitant de laisser tomber votre corps sur le sol entre les deux.

Il n'y a pas de repos entre les exercices - seulement après les séries, sauf indication contraire. Vous devez terminer la série complète d'un exercice à l'autre aussi vite que possible avant de pouvoir vous reposer.

Que signifie «jusqu'à 2 minutes de repos»: cela signifie que vous pouvez vous reposer jusqu'à 2 minutes, mais plus tôt vous pourrez recommencer, mieux ce sera. Finalement, votre temps de récupération s'améliorera naturellement, vous n'aurez pas besoin des deux minutes pour récupérer - et cela indiquera également que votre condition physique s'améliore.

«10-count » signifie - maintenir en comptant jusqu'à 10, par exemple « 20-count planche » signifie - planche maintenue en comptant jusqu'à 20. «To fatigue planche » signifie – planche maintenue jusqu'à épuisement. «10 planche bras levé » signifie – planche avec levées de bras en alternance (5 fois chaque bras = 10 pour les deux)

Vous pouvez trouver le lexique utilisé à la fin du livre.

Temps de repos recommandé:

Niveau I: 2 minutes ou moins

Niveau II: 60 secondes ou moins

Niveau III: 30 secondes ou moins

Si vous ne pouvez pas encore faire toutes les pompes au niveau I, il est parfaitement acceptable de faire des pompes sur les genoux à la place. La modification fait travailler les mêmes muscles qu'une pompe complète, mais réduit considérablement la charge, ce qui vous aide à vous y habituer. Il est également possible de passer aux pompes sur les genoux à tout moment si vous ne pouvez plus faire des pompes complètes dans les séries suivantes.

Bibliothèque d'exercices vidéo
http://darebee.com/exercises

Les exercices sont organisés par ordre alphabétique afin que vous puissiez les retrouver plus facilement.

1   100 Push-Ups

100 Push-Ups est la base de mouvements de combat et l'entraînement du core. Les pompes sont une excellente routine d'exercice pour tout le corps, qui exigent des mouvements musculaires à la fois excentriques et concentriques. Bref, finalement nous nous retrouvons avec un entraînement digne de tous les guerriers.

OBJECTIF : FORCE HAUT DU CORPS

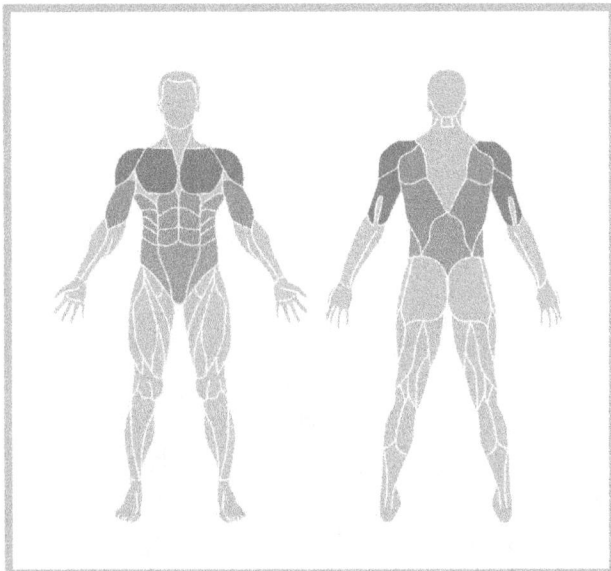

100 PUSH-UPS

DAREBEE WORKOUT © darebee.com

Répéter 5 fois au total   2 minutes de repos entre les sets

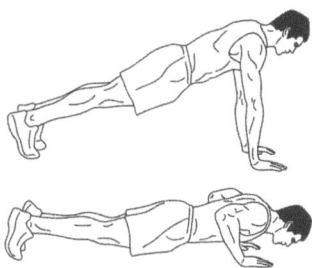

5 pompes

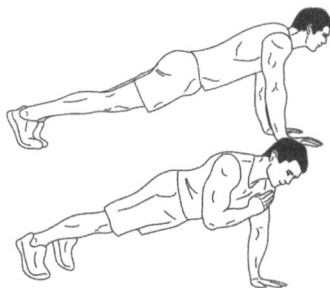

20 toucher-épaules

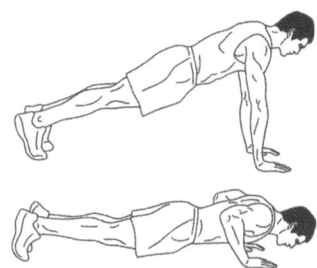

5 pompes

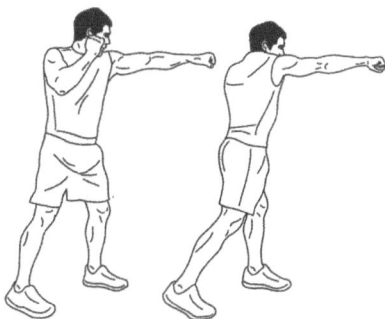

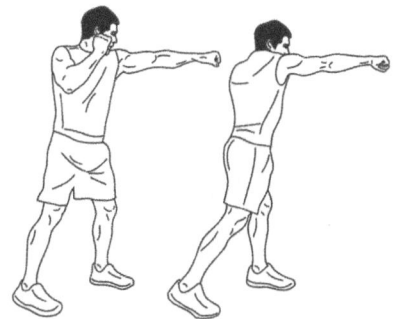

20 coups de poing

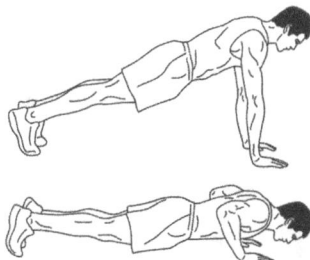

10 pompes

20 coups de poing

2   Action Time

Action Time Workout est, essentiellement, un burpee surchargé, mais avec le double de la douleur, vous obtenez le double des avantages. Gardez votre corps droit pendant l'exécution des planches et ne vous allongez pas au sol pendant les transitions. Votre objectif ultime est de maintenir la planche et de ne jamais tomber à genoux ... même si vous le voulez vraiment, vraiment.

OBJECTIF : BRÛLE-GRAISSE

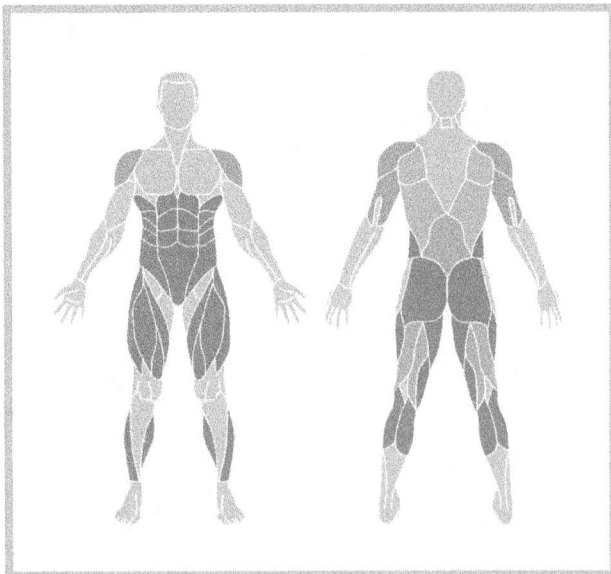

ACTION TIME

DAREBEE **HIIT** WORKOUT © darebee.com

Niveau I 3 sets **Niveau II** 5 sets **Niveau III** 7 sets | 2 min repos

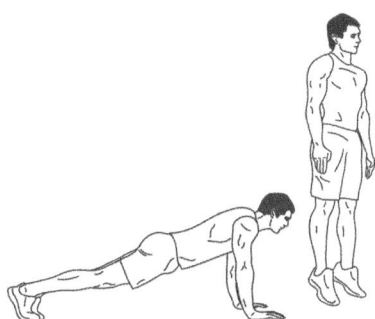

20sec burpees basiques

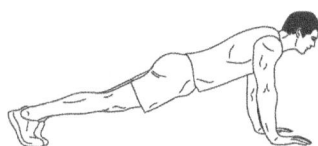

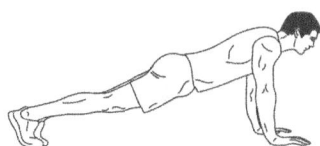

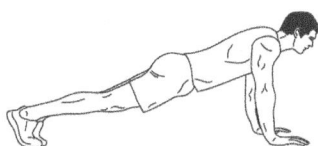

20sec planche

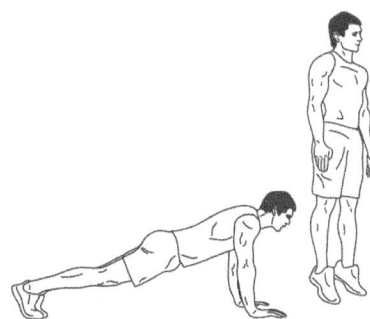

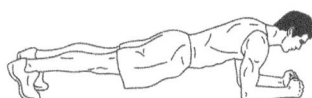

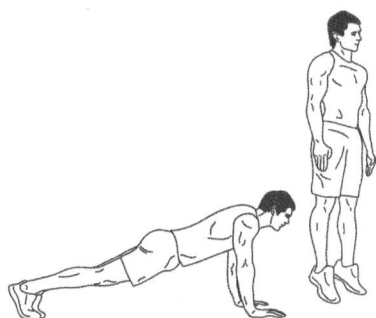

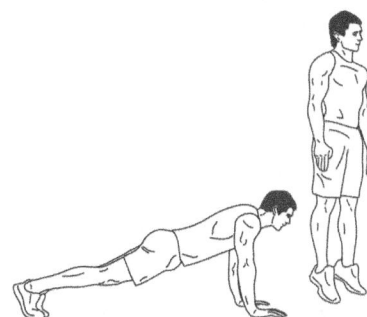

20sec burpees basiques

20sec planche

20sec planche sur les épaules

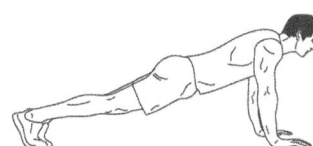

20sec planche

20sec burpees basiques

20sec planche

20sec burpees basiques

3 Ankle Recovery

Les chevilles sont l'articulation négligée. Parce que nous ne pouvons pas les fléchir comme les biceps ou sentir que cela contribue à notre sentiment de puissance comme le font les quadriceps, nous avons tendance à n'y penser que lorsque cela va mal. Puis nous nous rendons compte que nous ne pouvons pas courir, ne pouvons pas donner de coups de pied, ne pouvons pas sauter et, parce que nos jambes ne peuvent pas fonctionner correctement, nous ne pouvons même pas frapper. Ankle Recovery remédie à cela en vous donnant un ensemble d'exercices qui aideront une cheville blessée à aller mieux plus rapidement et c'est un excellent entraînement à utiliser comme mesure préventive en l'incorporant dans l'un de vos entraînements réguliers.

OBJECTIF : RÉÉDUCATION

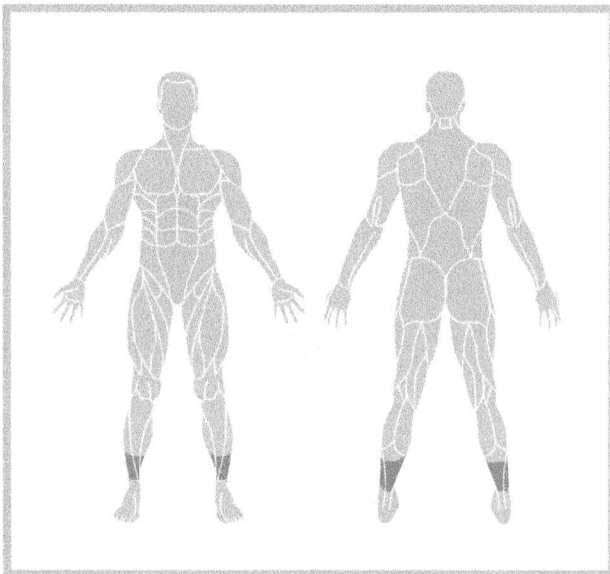

ankle
recovery

DAREBEE WORKOUT © darebee.com

30 secondes pour chaque exercice

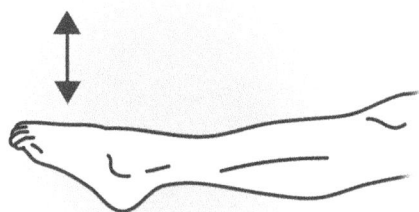

mouvements haut-bas　　**mouvements de côtés**　　**orteils serrés**

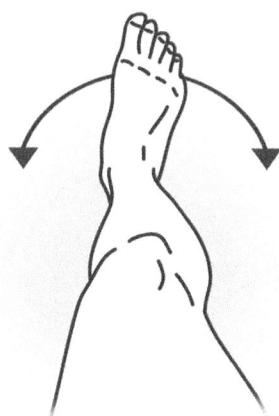

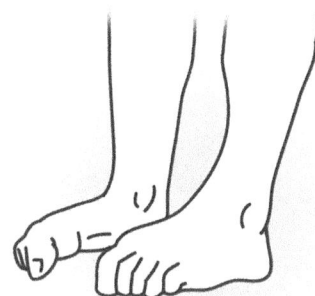

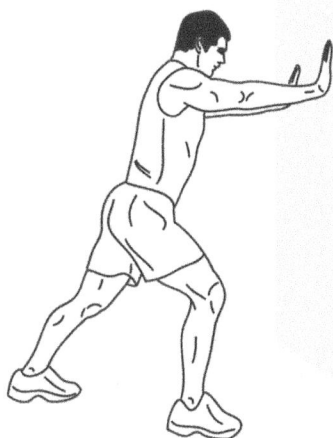

étirement de mollets　　**maintien en équilibre**　　**talons levés bord de marche**

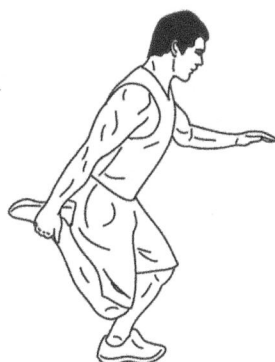

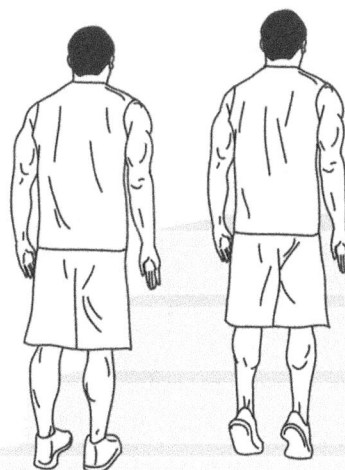

4   Antihero

Ironiquement, être un antihéros nécessite beaucoup plus de travail que d'être un héros (et il n'y a pas de cape pour aller avec la description). C'est parce que vous devez être à la hauteur par vos propres moyens. Sans les araignées radioactives prêtes à vous mordre, les expériences de rayons gamma pour vous altérer sous-cellulairement ou un soleil rouge pour affecter votre structure moléculaire, vous devez être plus que suffisant avec vos propres capacités. Cela signifie un travail acharné et l'entraînement Antihero le fournit à la pelle.

OBJECTIF : FORCE & TONIFICATION

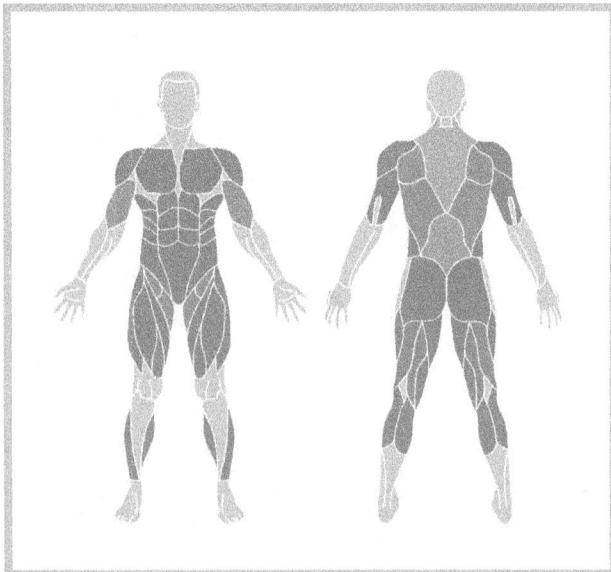

ANTIHERO

DAREBEE WORKOUT © darebee.com

NIVEAU I 3 sets **NIVEAU II** 5 sets **NIVEAU III** 7 sets **REPOS** jusqu'à 2 min

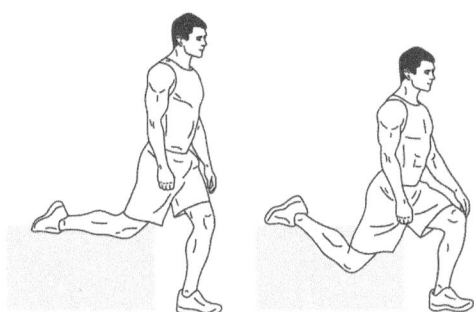

20 squats pied surélevé   **20** ponts sur une jambe   **20** V-ups

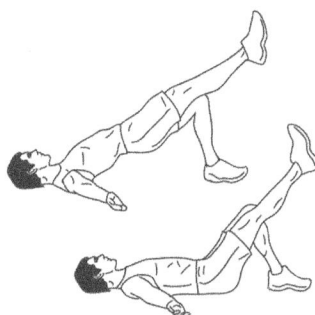

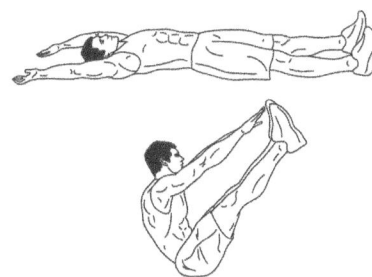

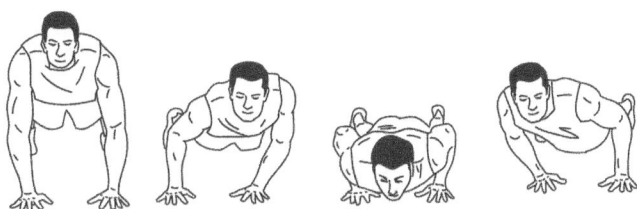

10 pompes en rotations   **10** extensions de triceps

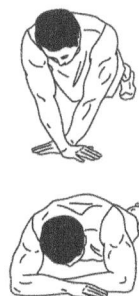

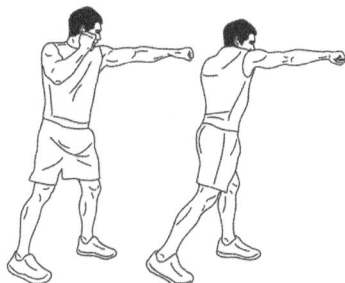

40 coups de poing   **40sec** planche   **40sec** planche latérale

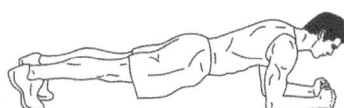

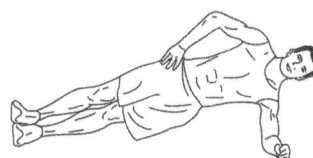

5   Ants in My Pants

Ants In My Pants est à la hauteur de son nom car vous n'avez littéralement aucun temps d'arrêt ici. Avec des exercices qui alternent la position debout et au sol, l'entraînement utilise des Jumping Jacks pour augmenter la charge en poussant non seulement vos muscles du mollet à la limite, mais aussi votre VO2 Max. N'oubliez pas que vos talons ne se touchent jamais pendant les Jumping Jacks et que vos doigts se rencontrent au sommet de votre tête. Maîtrisez-le!

OBJECTIF : BRÛLE-GRAISSE

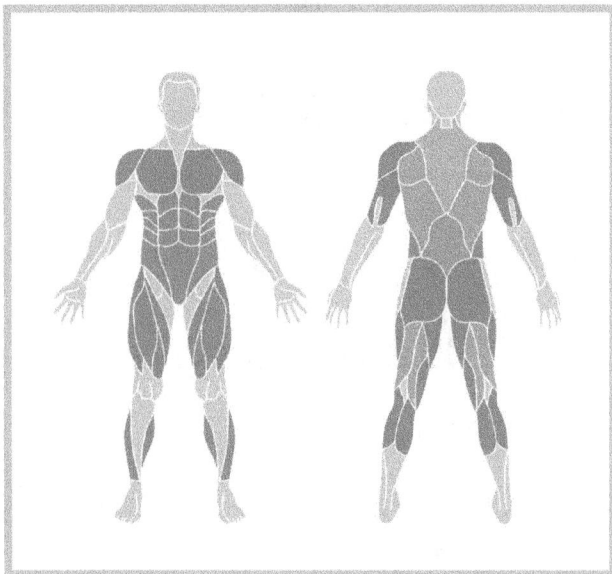

Ants in My Pants

DAREBEE **HIIT** WORKOUT © darebee.com

Niveau I 3 sets **Niveau II** 5 sets **Niveau III** 7 sets | 2 min repos

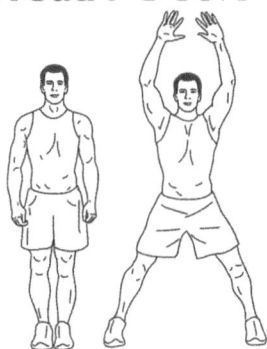

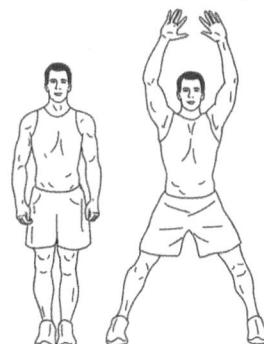

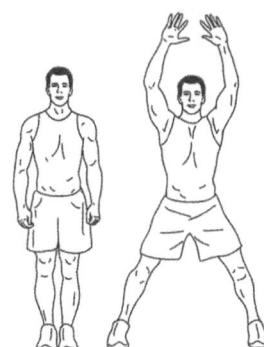

20sec jumping jacks   **20sec** burpees   **20sec** jumping jacks

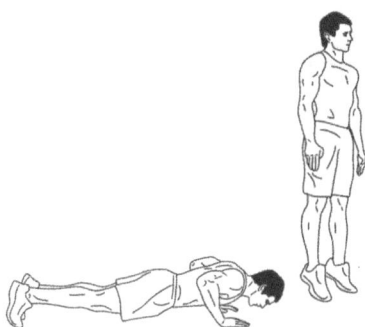

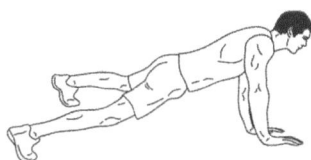

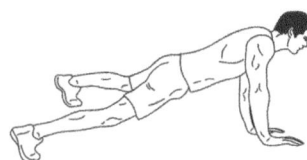

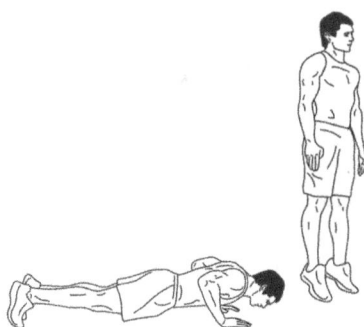

20sec planche jambes écartées   **20sec** jumping jacks   **20sec** planche jambes écartées

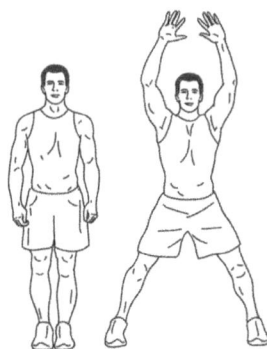

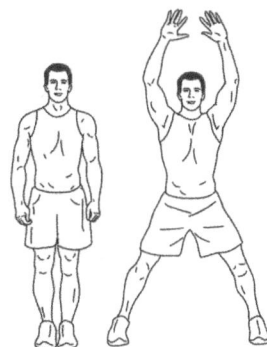

20sec jumping jacks   **20sec** burpees   **20sec** jumping jacks

6   Anywhere Cardio

Vous avez besoin, seulement, de quelques minutes libres et d'un petit espace pour vous tenir debout, et vous avez un entraînement cardiovasculaire impressionnant. Anywhere Cardio est un entraînement léger et rapide, parfait pour les moments où le temps, l'espace et même la concentration sont rares. Ayez-le à votre horizon et vous ne serez jamais coincé pour une séance d'entraînement lorsque les chances sont contre vous.

OBJECTIF : BRÛLE-GRAISSE

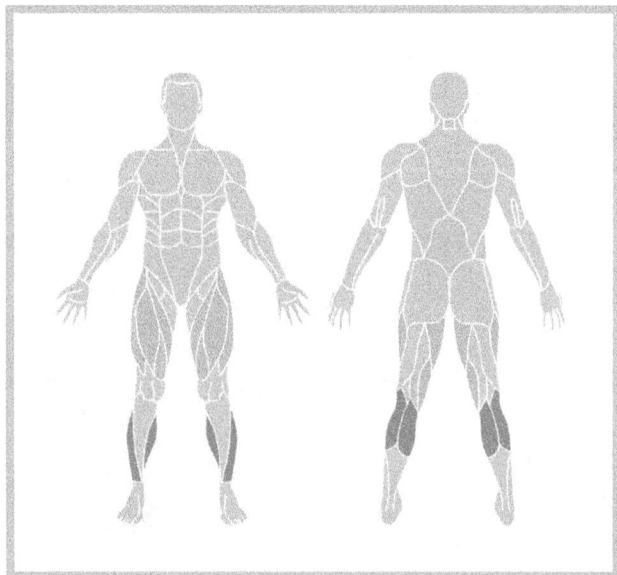

anywhere
cardio

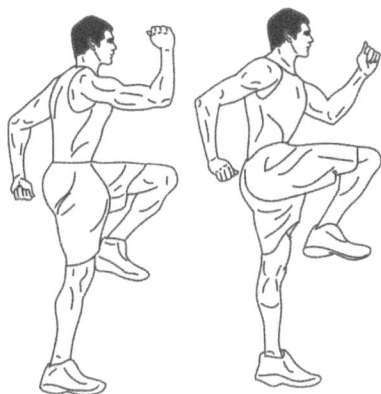

20 pas de marche **x 4 sets** au total
20 secondes de repos entre les sets

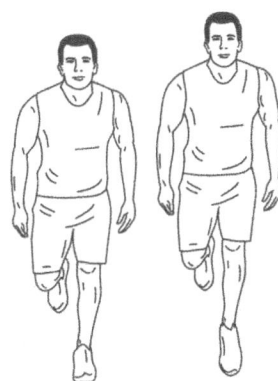

20 sauts sur place **x 2 sets** au total
pas de repos entre les sets, 1 set chaque jambe

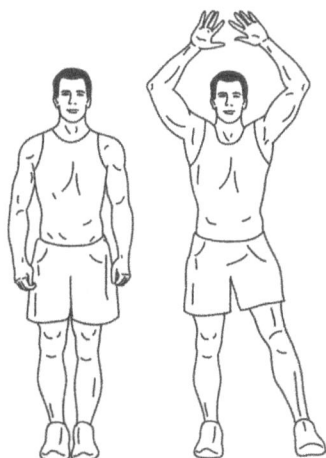

20 jacks de côté **x 4 sets** au total
20 secondes de repos entre les sets

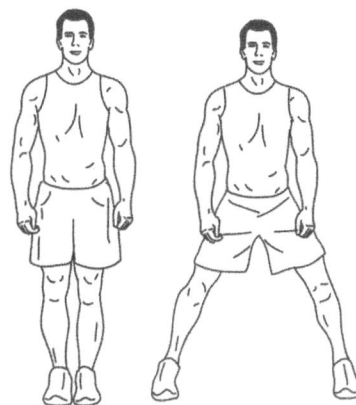

20 sauts écarté-serré **x 4 sets** au total
20 secondes de repos entre les sets

7 Back to Basics

L'entraînement de base fournit une fondation solide sur laquelle nous pouvons construire un physique plus fort et en meilleure condition. Back to Basics est un entraînement qui est, en apparence, facile. Pourtant, il fait fonctionner un grand nombre de groupes musculaires satellites qui s'engagent lorsque nous effectuons des mouvements athlétiques complexes. C'est l'entraînement vers lequel vous devez vous tourner lorsque vous envisagez de vous remettre en forme et que vous demandez: «Comment puis-je commencer?»

OBJECTIF : BRÛLE-GRAISSE

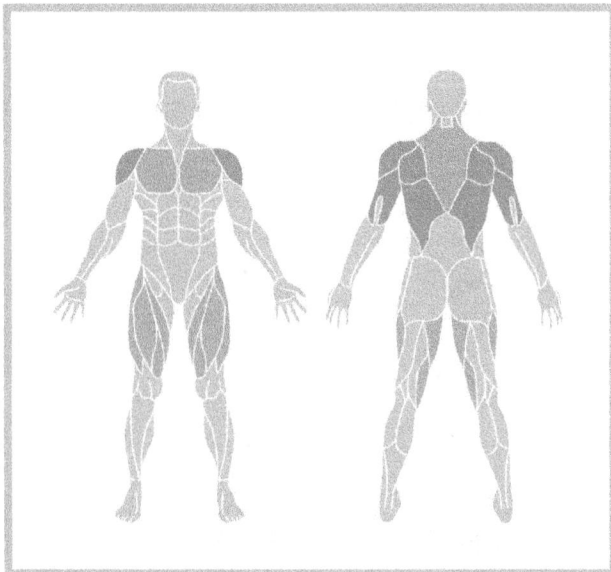

Back to Basics

DAREBEE WORKOUT © darebee.com

NIVEAU I 3 sets **NIVEAU II** 5 sets **NIVEAU III** 7 sets **REPOS** jusqu'à 2 min

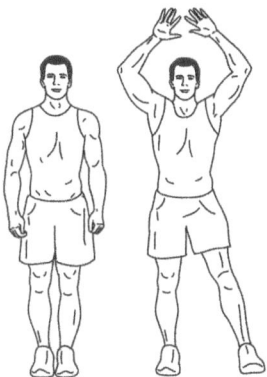

20 step jacks

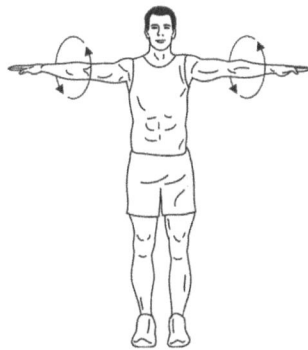

20 cercles de bras

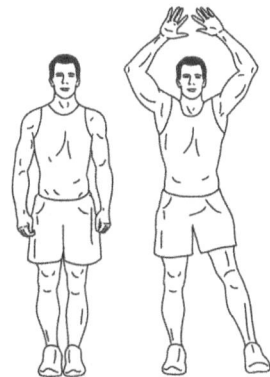

20 step jacks

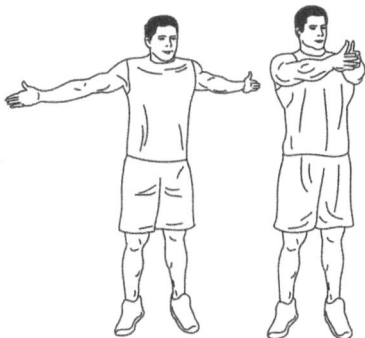

20 bras écartés

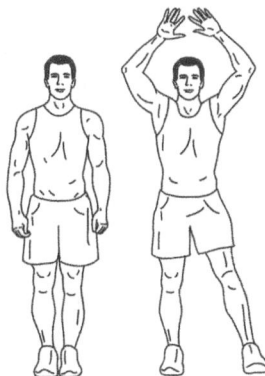

20 step jacks

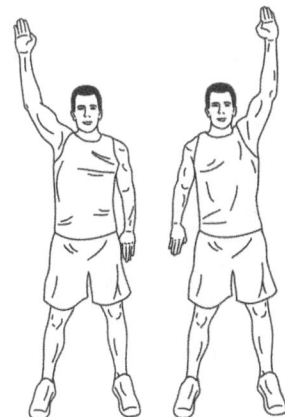

20 bras levés alternés

8 Beer Belly

Bien qu'il n'y ait pas de routine d'entraînement, d'ensemble d'exercices ou de programme qui vous permettra de perdre du poids localement, il existe des routines d'exercices qui resserreront vos abdominaux, travailleront votre cœur et augmenteront la température de votre corps, vous mettant carrément dans la zone de sudation. L'entraînement Beer Belly est l'un d'entre eux.

OBJECTIF : BRÛLE-GRAISSE & ABDOS

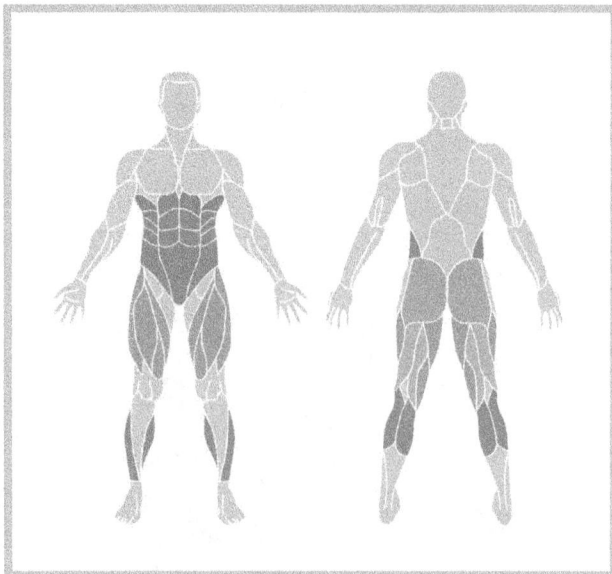

BEER BELLY

DAREBEE WORKOUT © darebee.com

NIVEAU I 3 sets **NIVEAU II** 5 sets **NIVEAU III** 7 sets **REPOS** jusqu'à 2 min

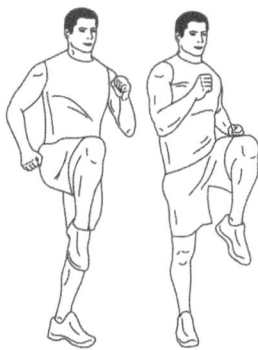

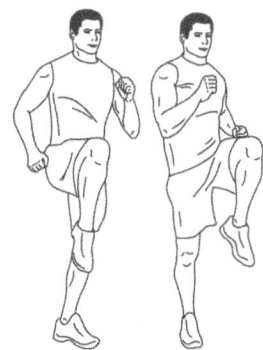

20 levées de genoux   **20** pas de marche   **20** levées de genoux

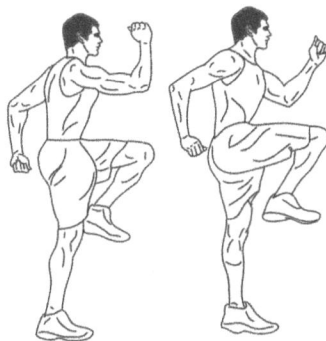

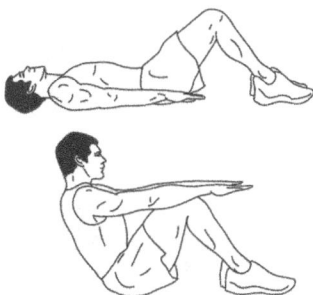

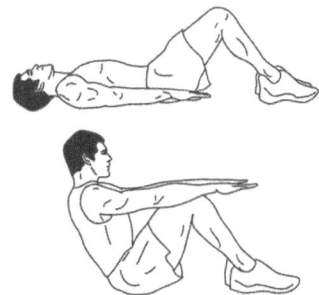

10 levées du buste   **10** rotations russes   **10** levées du buste

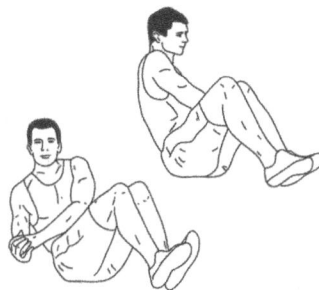

9   Bubble Butt

Les fessiers sont des centrales électriques. Certainement, ils donnent une belle apparence aux jeans et aux shorts, mais ils contribuent également à la performance athlétique à tous les niveaux. Des fessiers puissants vous rendent plus rapide, plus fort et capable de fournir une puissance plus explosive à pratiquement tous les mouvements. Bubble Butt est un entraînement qui tient toutes ses promesses.

OBJECTIF : FORCE & TONIFICATION

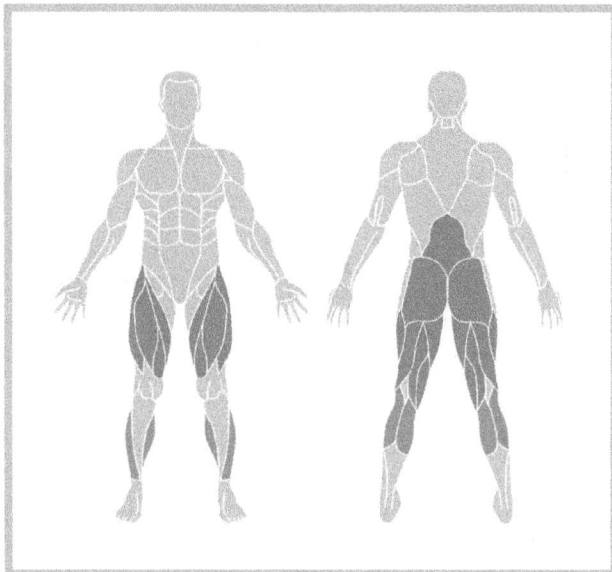

BUBBLE BUTT

DAREBEE WORKOUT
© darebee.com

2 minutes de repos
entre les exercices

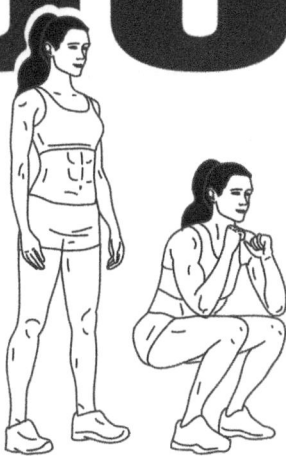

14 squats **x 4 sets** au total
20 sec de repos entre les sets

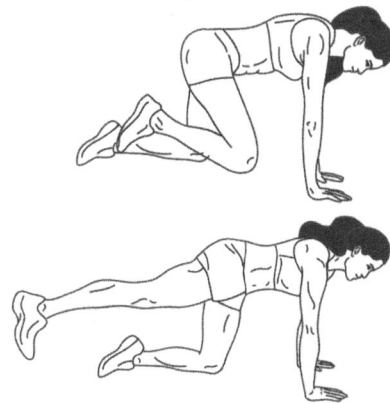

14 coups de pied en arrière **x 4 sets** au total
2 sets par jambe | 20 secondes de repos

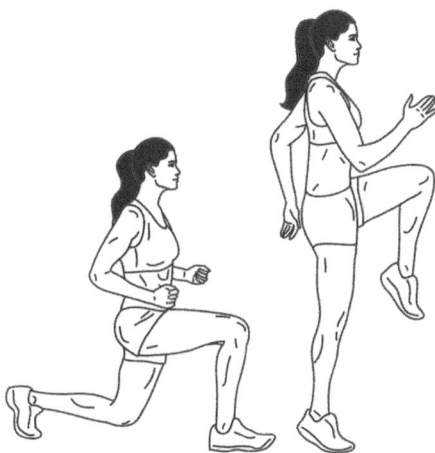

14 fentes step-up **x 4 sets** au total
2 sets par jambe | 20 sec de repos

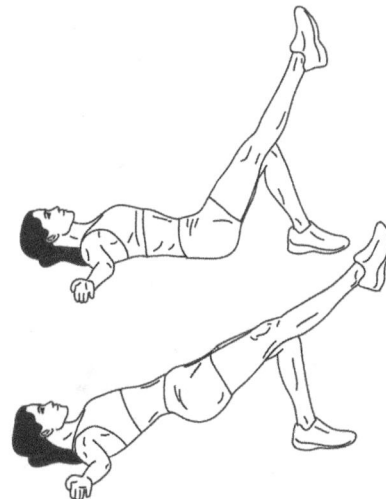

14 ponts sur une jambe **x 4 sets** au total
2 sets par jambe | 20 secondes de repos

10 Burn & Build

Les entraînements de niveau de difficulté II jouent un rôle extrêmement important en matière de fitness. Ils nous font bouger quand nous n'avons pas vraiment envie de faire de l'exercice. Ils fournissent d'excellents entraînements pour ces périodes de transition difficiles lorsque nous commençons à monter de niveau et ils aident à la récupération. Burn & Build ne déçoit pas. Il fait toutes ces choses et il les fait vraiment très bien. Utilisez-le à bon escient et cela vous servira bien.

OBJECTIF : BRÛLE-GRAISSE

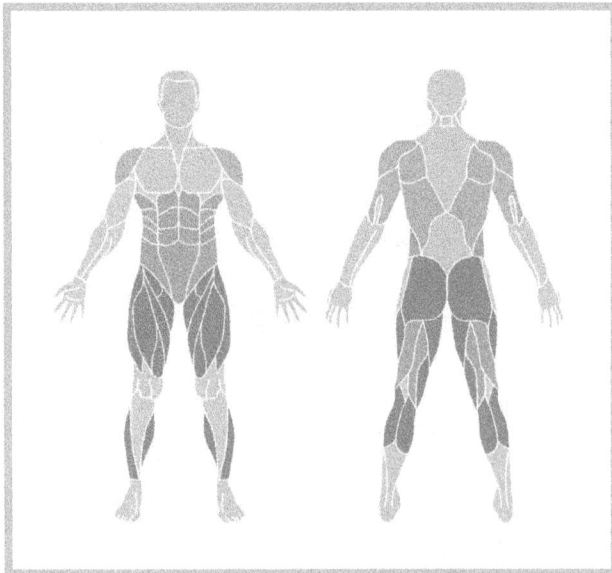

Burn & Build

DAREBEE WORKOUT © darebee.com

NIVEAU I 3 sets **NIVEAU II** 5 sets **NIVEAU III** 7 sets **REPOS** jusqu'à 2 min

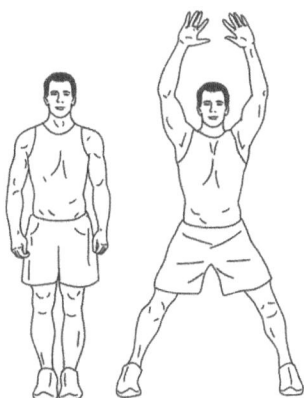

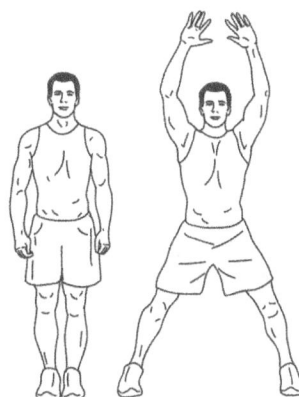

10 jumping jacks

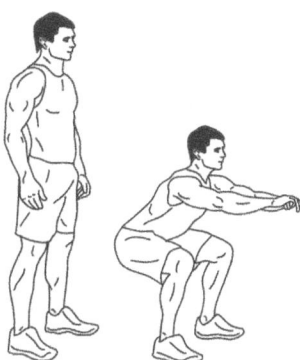

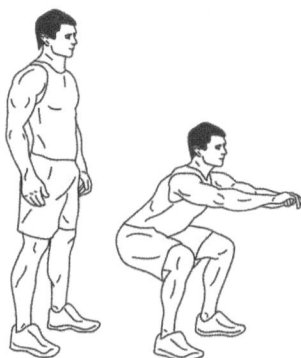

10 squats

10 jumping jacks

5 squats

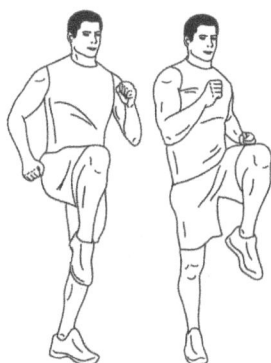

20 levées de genoux

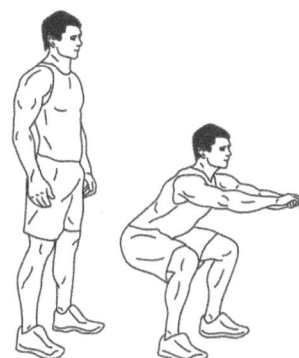

5 squats

11 Busy Bee

Quand il s'agit d'être occupé, aucun de nous n'a beaucoup de temps, c'est pourquoi il est si important de s'entraîner intelligemment et dur. L'entraînement Busy Bee vous garantit d'obtenir tout ce dont vous avez besoin dans une activité intensive qui fait bouger tout le corps, stimulant presque tous les muscles.

OBJECTIF : BRÛLE-GRAISSE

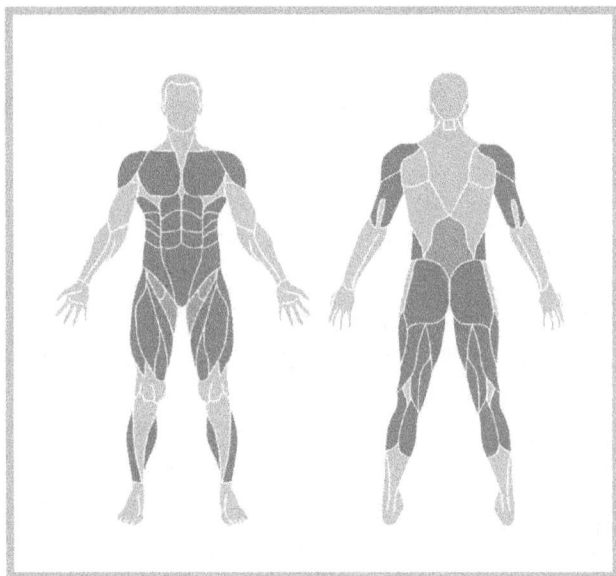

Busy Bee

DAREBEE WORKOUT © darebee.com

NIVEAU I 3 sets **NIVEAU II** 5 sets **NIVEAU III** 7 sets **REPOS** jusqu'à 2 min

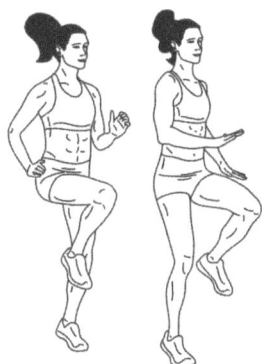

20 levées de genoux

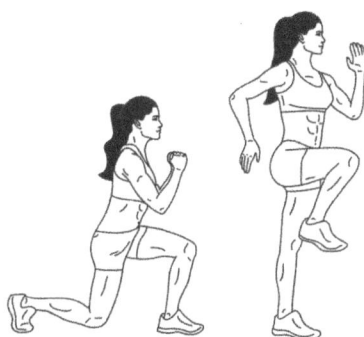

10 fentes step-up

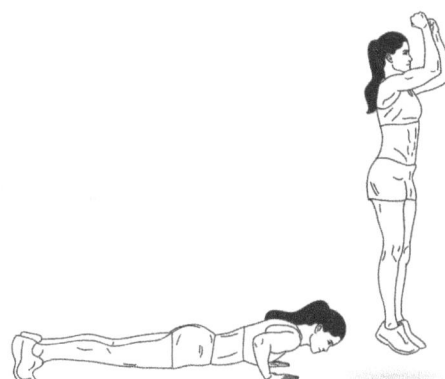

5 burpees

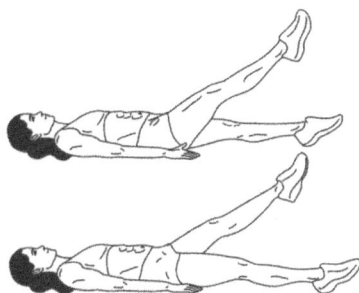

20 battements de jambes

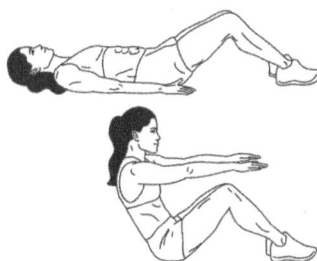

10 levées du buste

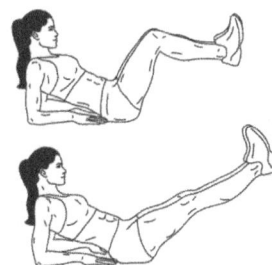

5 coups de jambes serrées

12 Cardio & Core Burn

Concentrez-vous sur la combustion des graisses et ciselez votre core avec le Cardio & Core Burn Workout. Vous allez transpirer sans jamais quitter le confort de votre foyer. Allez aussi vite que possible à travers le circuit jusqu'à la ligne d'arrivée, la planche. Tenez la planche aussi longtemps que vous le pouvez - au moins 20 secondes.

OBJECTIF : BRÛLE-GRAISSE

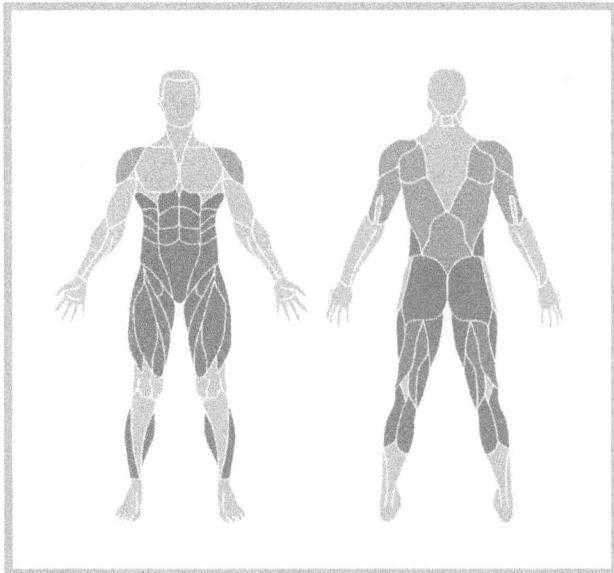

cardio & core burn

DAREBEE
WORKOUT
© darebee.com

Niveau I 3 sets
Niveau II 5 sets
Niveau III 7 sets
2 min de repos entre les sets

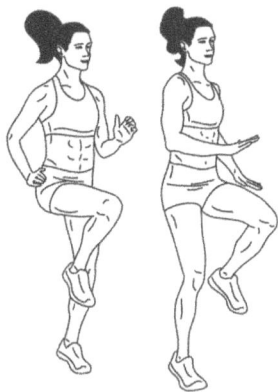

20 levées de genoux

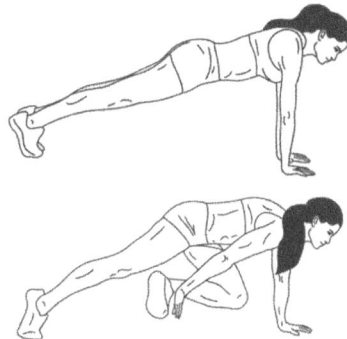

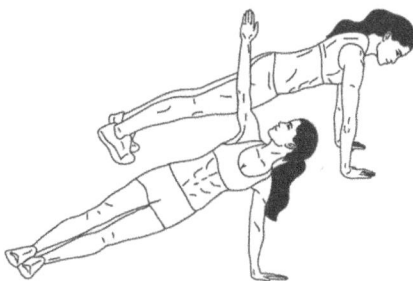

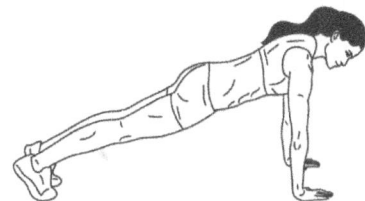

4 grimpeurs toucher-pied

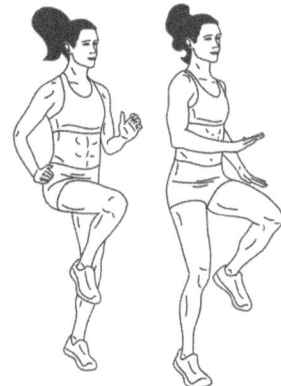

20 levées de genoux

4 rotations en planche

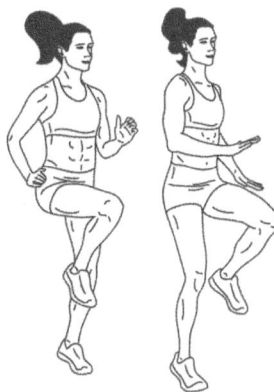

20 levées de genoux

20-count planche

13   Cardio Fix

L'entraînement Cardio Fix est parfait lorsque vous manquez de temps, que vous vous remettez d'une blessure (ou d'un entraînement difficile) ou que vous vous lancez simplement dans des routines cardio en circuit. Il est parfait pour les débutants. Augmentez votre rythme cardiaque et laissez votre transpiration couler avec le Cardio Fix Workout! Continuez à avancer jusqu'à ce que le circuit soit terminé, ne prenez aucune pause entre les exercices - parcourez le circuit aussi vite que possible pour des résultats encore plus optimaux.

OBJECTIF : BRÛLE-GRAISSE

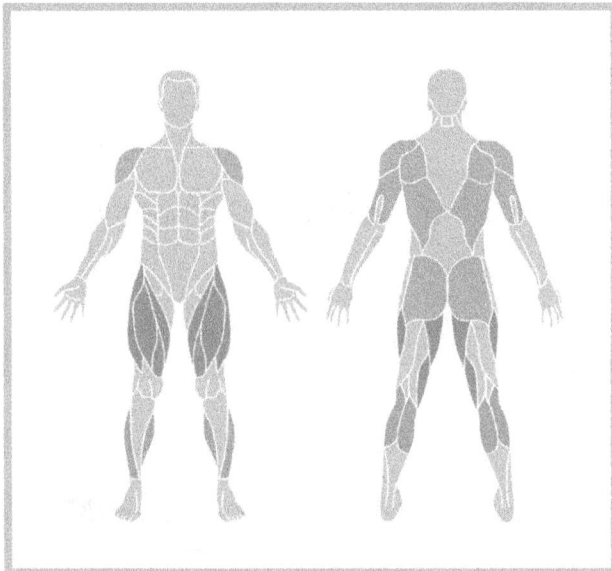

Cardio Fix

DAREBEE WORKOUT © darebee.com

NIVEAU I 3 sets **NIVEAU II** 5 sets **NIVEAU III** 7 sets **REPOS** jusqu'à 2 min

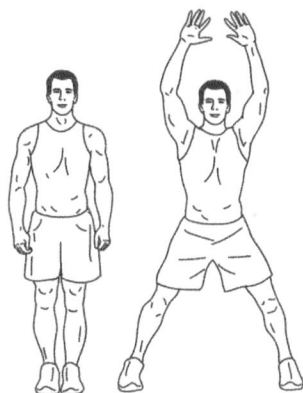

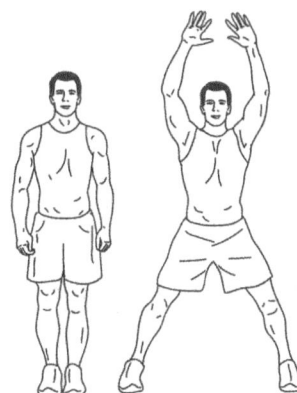

10 jumping jacks   **10** talons fesses   **10** jumping jacks

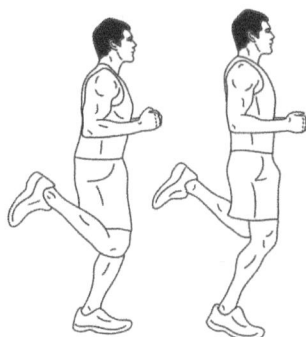

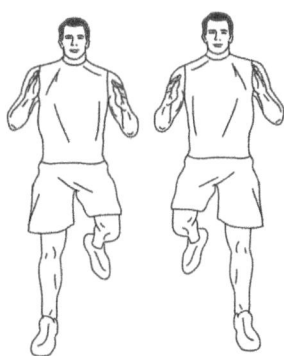

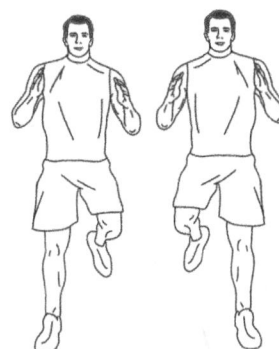

10 sauts sur les côtés   **10** jumping jacks   **10** sauts sur les côtés

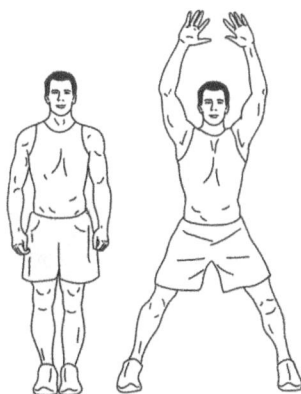

14 Chopper

Si quelqu'un vous pousse à monter dans le Chopper, vous savez que ce ne sera pas facile. Pour commencer, l'appeler simplement «chopper» signifie que vous êtes dans une situation difficile avec le temps qui passe et les hordes s'abattent sur vous. De plus, vous n'avez probablement plus de munitions et vous n'avez nulle part où vous cacher. Heureusement, l'entraînement Get To The Chopper est là pour vous aider à être suffisamment en forme pour le faire avant qu'ils ne vous attrapent.

OBJECTIF : BRÛLE-GRAISSE

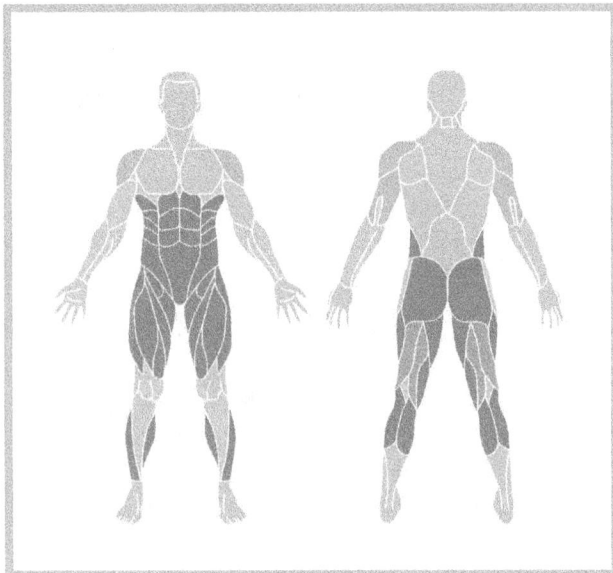

get to the
chopper

DAREBEE HIIT WORKOUT © darebee.com

Niveau I 3 sets **Niveau II** 5 sets **Niveau III** 7 sets | 2 min de repos

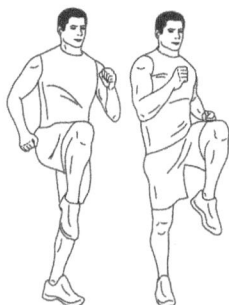

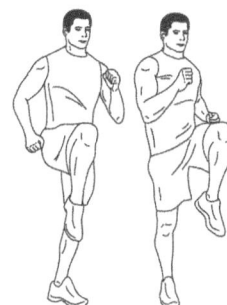

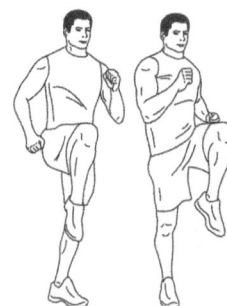

20sec levées de genoux   **20sec** talons fesses   **20sec** levées de genoux

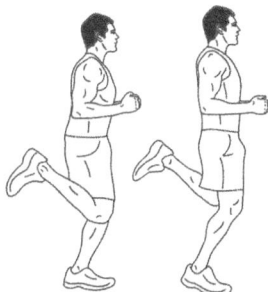

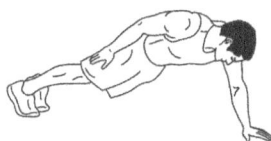

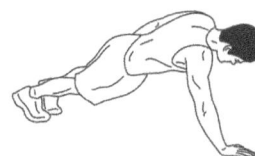

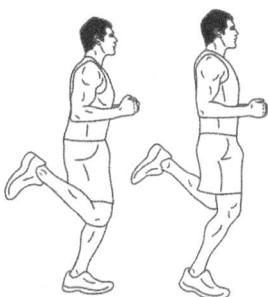

20sec planche sur un bras   **20sec** levées de genoux   **20sec** planche sur un bras

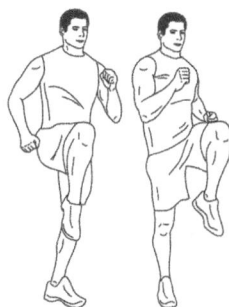

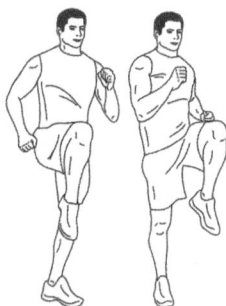

20sec levées de genoux   **20sec** talons fesses   **20sec** levées de genoux

15 Coda

Faites passer votre cardio au niveau supérieur avec l'entraînement CODA.
Il a le meilleur de tout et le pire de tout - reprenez votre souffle et osez à
nouveau! Qui ose, gagne.

OBJECTIF : BRÛLE-GRAISSE

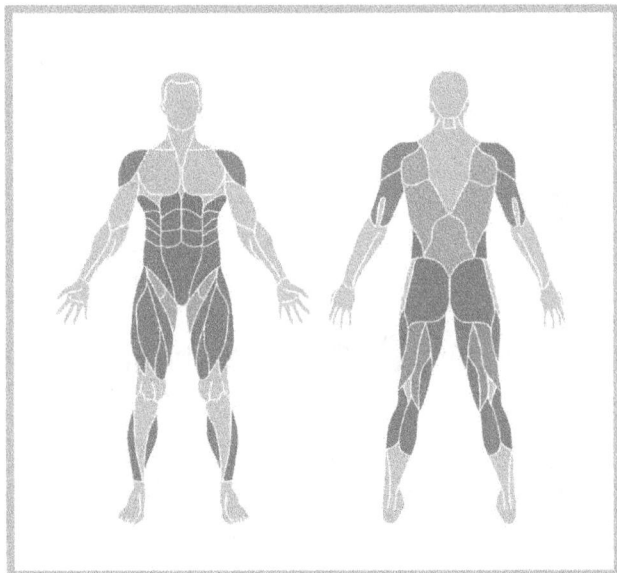

CODA

DAREBEE HIIT WORKOUT © darebee.com

Niveau I 3 sets **Niveau II** 5 sets **Niveau III** 7 sets

2 min de repos entre les sets

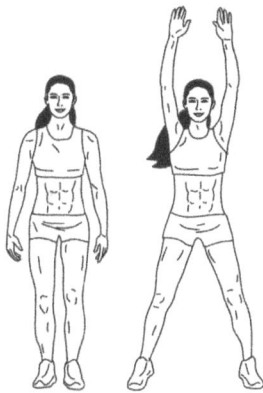

20sec jumping jacks   **20sec** planche   **20sec** jumping jacks

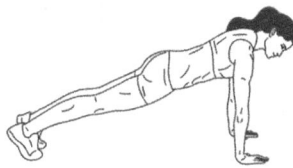

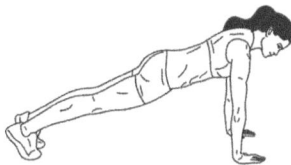

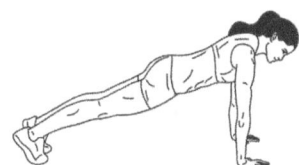

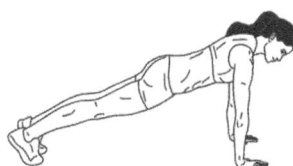

20sec planche   **20sec** burpees basiques   **20sec** planche

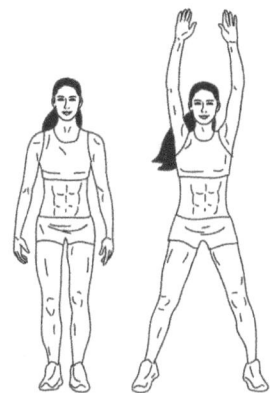

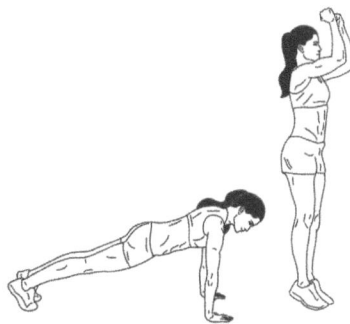

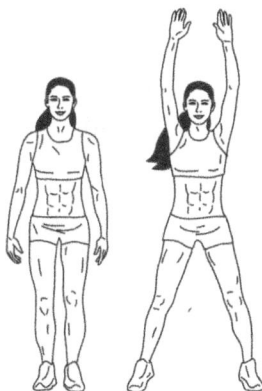

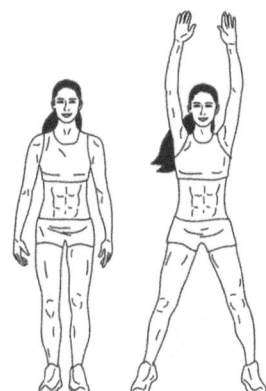

20sec jumping jacks   **20sec** planche   **20sec** jumping jacks

16   Combat HIIT Express

Les coups de pied latéraux et les coups de poing droits sont les armes de destruction massive du corps. Ils sont également un excellent moyen d'exploiter la puissance physique, de renforcer la coordination, d'améliorer l'équilibre et de générer plus de force et de vitesse. Combat HIIT Express, comme son nom l'indique, vous emmène à travers les routines de base des coups de poing et des coups de pied à haute intensité. Cela vous rendra plus fort et plus efficace dans votre façon de bouger.

OBJECTIF : BRÛLE-GRAISSE

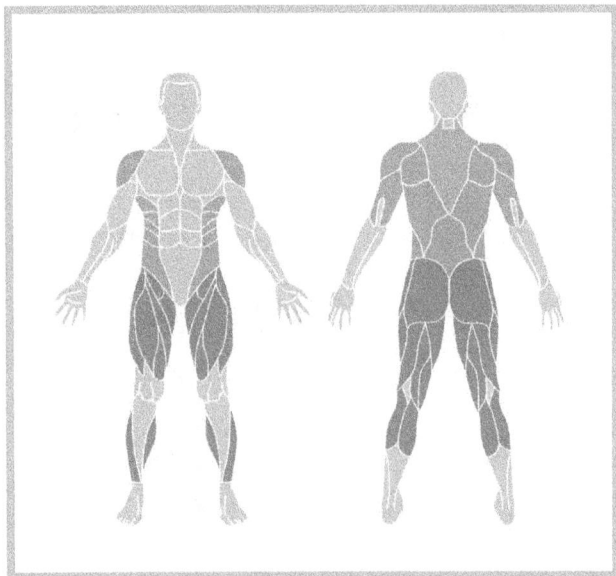

COMBAT
HIIT
EXPRESS

WORKOUT BY
DAREBEE
© darebee.com

Niveau I 3 sets
Niveau II 5 sets
Niveau III 7 sets
2 min de repos

30sec coups de pied de côté

30sec coups de poing

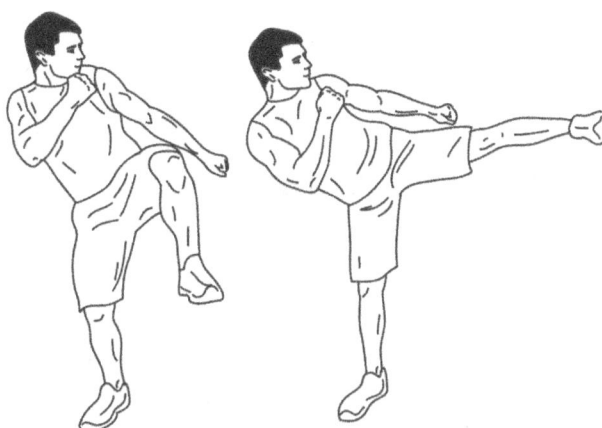

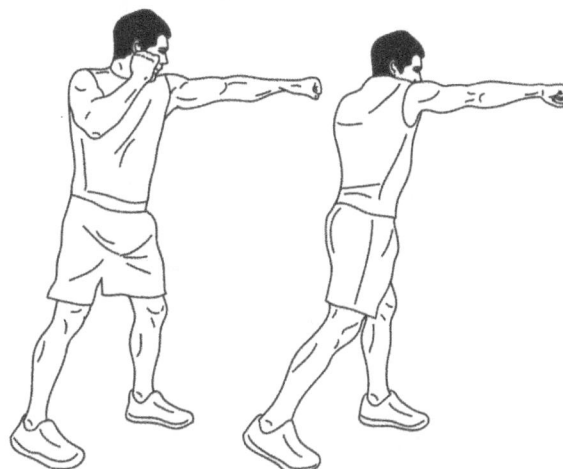

30sec coups de pied de côté

30sec coups de poing

30sec coups de pied de côté

30sec coups de poing

17 Core Twister

Les abdos ont besoin de travail. Ils nécessitent des exercices qui placent une charge différente sur chacun des quatre groupes de muscles abdominaux. Core Twister porte bien son nom. Il fait travailler le core, les abdos. Il vous rendra fonctionnellement plus puissant en améliorant le transfert de puissance du bas du corps vers le haut et vice versa avec le minimum de perte d'énergie possible. Pour faire tout cela, vous devez faire l'entraînement Core Twister.

OBJECTIF : ABDOS & CORE

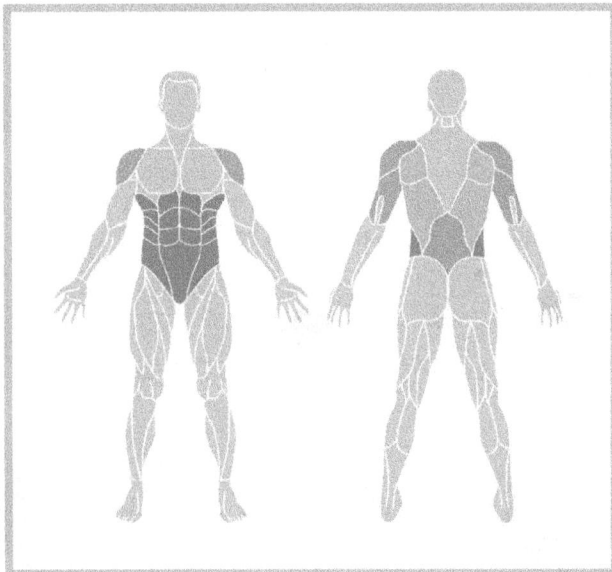

CORE TWISTER

DAREBEE WORKOUT © darebee.com

Changer de côté et répéter la séquence

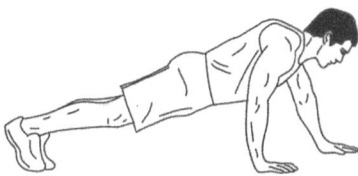

20 seconds

planche mains décalées

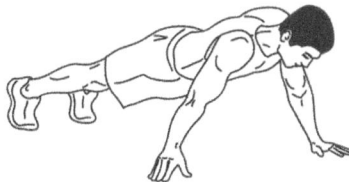

20 seconds

planche d'archer

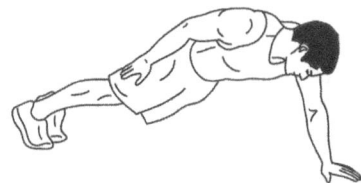

20 seconds

planche sur un bras

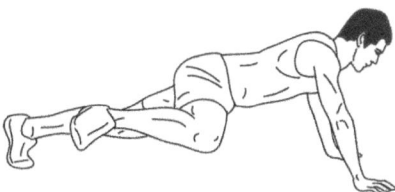

20 seconds

planche genou plié

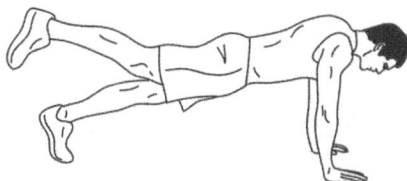

20 seconds

planche jambe levée

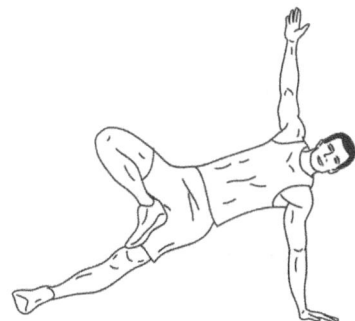

20 seconds

planche de côté

18 Critical Hit

Lorsqu'elles sont réunies dans le bon combo, les compétences de combat sont le moyen le plus rapide de gagner en vitesse, en équilibre, en coordination et en puissance. Critical Hit ne déçoit pas. Il charge les principaux groupes musculaires du corps, booste la capacité de VO2Max, teste l'endurance et le temps de récupération. Mettez celui-ci à votre horizon et travaillez-y jusqu'à ce que vous puissiez le faire avec le sourire jusqu'au bout.

OBJECTIF : COMBAT

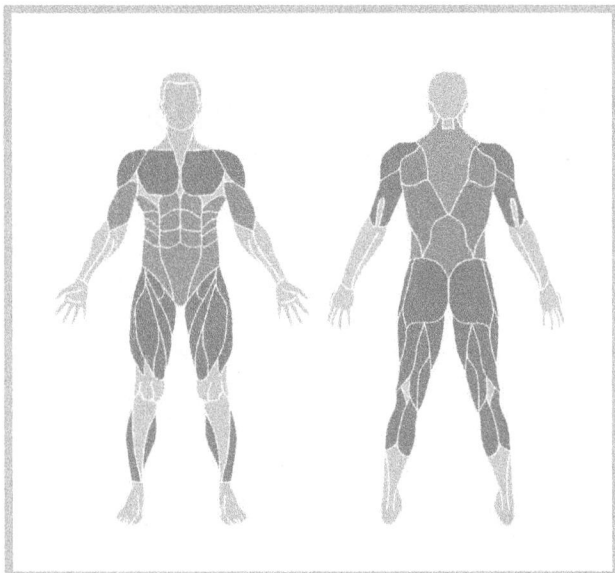

CRITICAL HIT

DAREBEE WORKOUT © darebee.com

NIVEAU I 3 sets **NIVEAU II** 5 sets **NIVEAU III** 7 sets **REPOS** jusqu'à 2 min

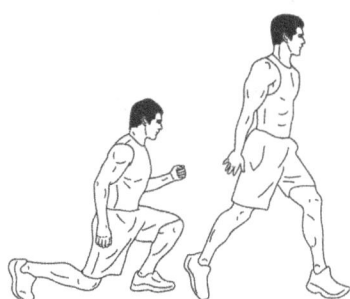

10 fentes sautées

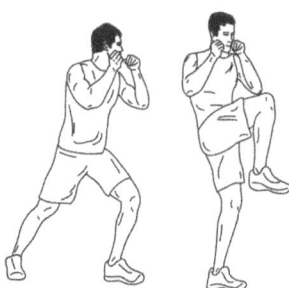

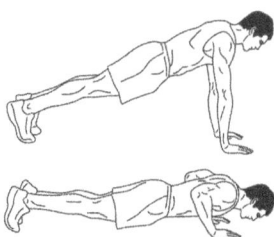

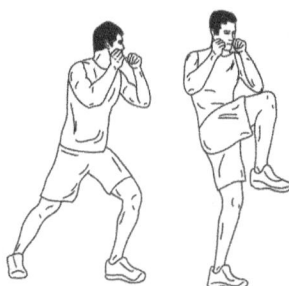

20 coups de genou

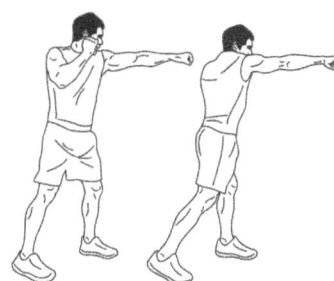

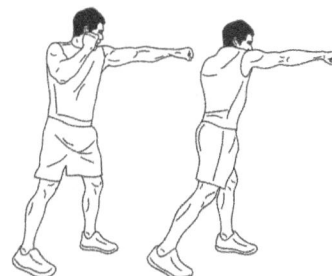

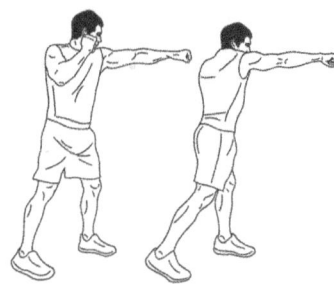

20 coups de poing

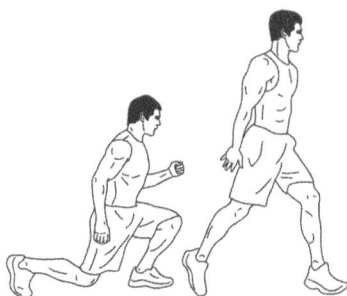

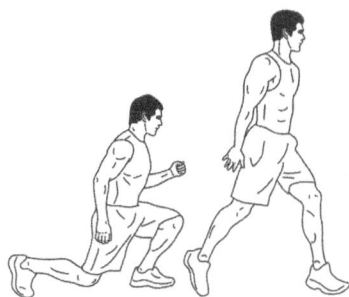

10 fentes sautées

20 pompes

20 coups de poing

10 fentes sautées

20 coups de genou

20 coups de poing

19 Crushing It!

Crushing It! est un entraînement de combat amusant mais exténuant. C'est simple mais il recrute tous les principaux groupes musculaires. Cela demande de la concentration et une bonne coordination. Mouvements simples + chiffres décents + circuit intelligent = excellent retour sur investissement. Faites attention à votre forme physique et ralentissez lorsque vous faites des pompes. Vous ne voulez pas de vitesse ici, vous voulez vous concentrer sur votre technique et exploiter la gravité pour vous aider à surcharger et à défier vos muscles.

OBJECTIF : COMBAT

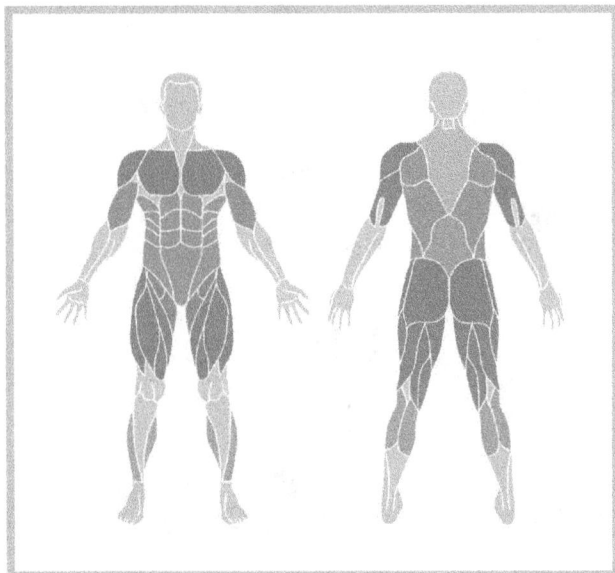

Crushing it!

DAREBEE WORKOUT © darebee.com

NIVEAU I 3 sets **NIVEAU II** 5 sets **NIVEAU III** 7 sets **REPOS** jusqu'à 2 min

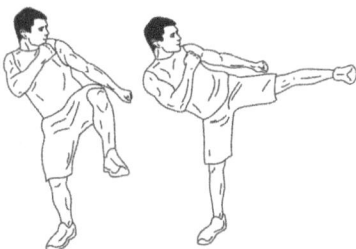

10 coups de pied de côté (gauche)

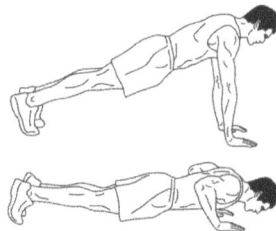

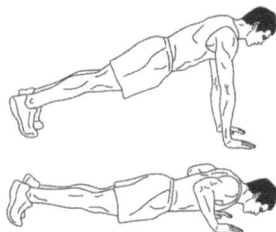

5 pompes

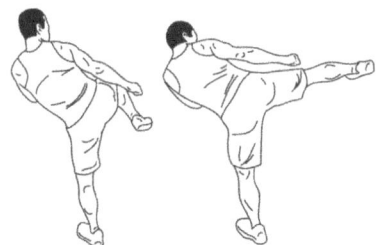

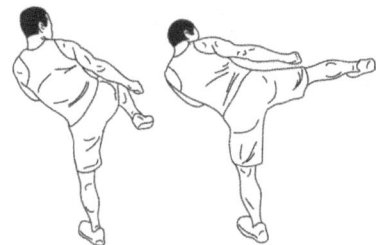

10 coups de pied de côté (droit)

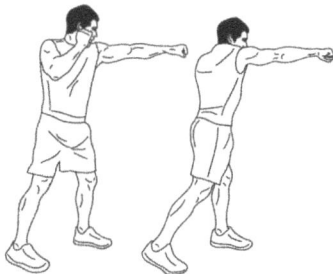

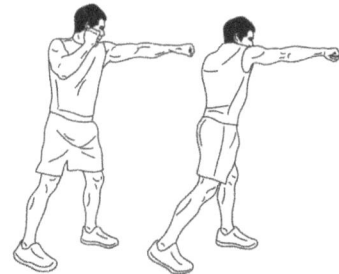

20 coups de poing

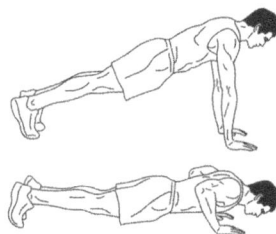

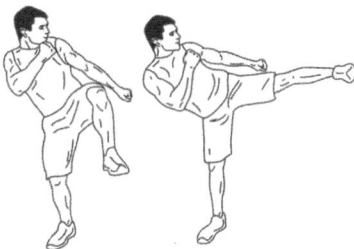

5 pompes

20 coups de poing

10 coups de pied de côté (gauche)

5 pompes

10 coups de pied de côté (droit)

20 Cyberpunk

Les sensibilités de contrôle, de concentration, d'autodétermination et de transformation se répandent dans la vie réelle. L'entraînement Cyberpunk est là pour vous aider à tous les réaliser.

OBJECTIF : FORCE & TONIFICATION

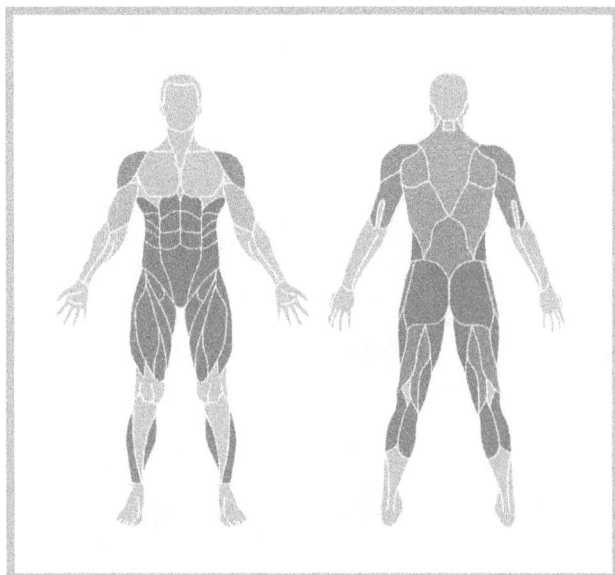

CYBERPUNK

DAREBEE WORKOUT © darebee.com

NIVEAU I 3 sets **NIVEAU II** 5 sets **NIVEAU III** 7 sets **REPOS** jusqu'à 2 min

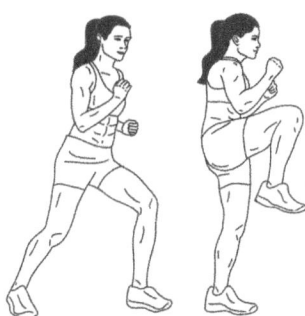

20 coups de genou

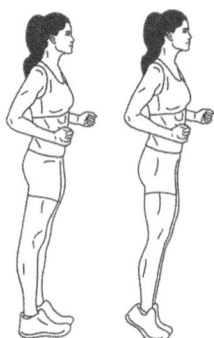

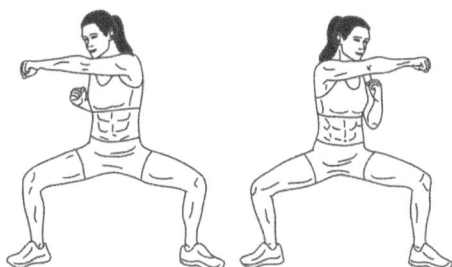

6 levées de talons

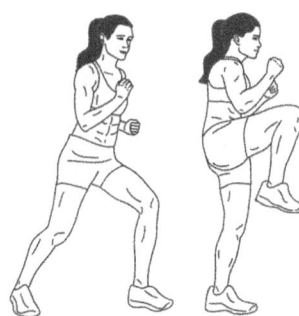

20 coups de genou

20 coups de poing en squat

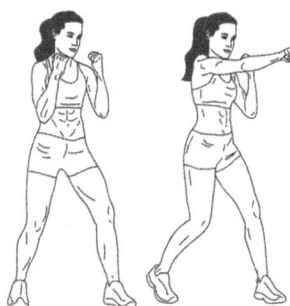

20 coups de poing

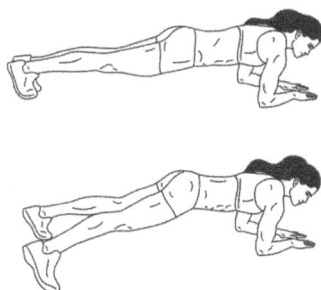

10 écartements de pied

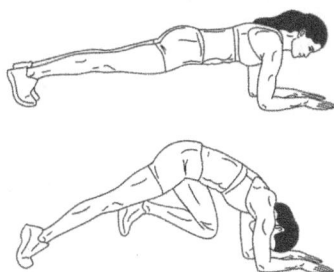

6 knee-ins en planche

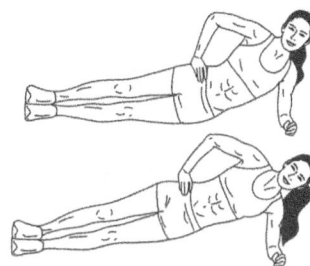

10 levées du bassin latérales

21 Deathsquad

Deathsquad est un entraînement pour tout le corps qui commence à exercer son influence sur les muscles peu de temps après le tout premier set. Bien qu'il ne s'agisse que d'un niveau III en difficulté, il ne faut pas attendre longtemps avant que la fatigue ne se déclenche. Puis vous travaillez à travers ce mur figuratif de l'autre côté du quel se trouve la force physique dont vous rêvez.

OBJECTIF : FORCE & TONIFICATION

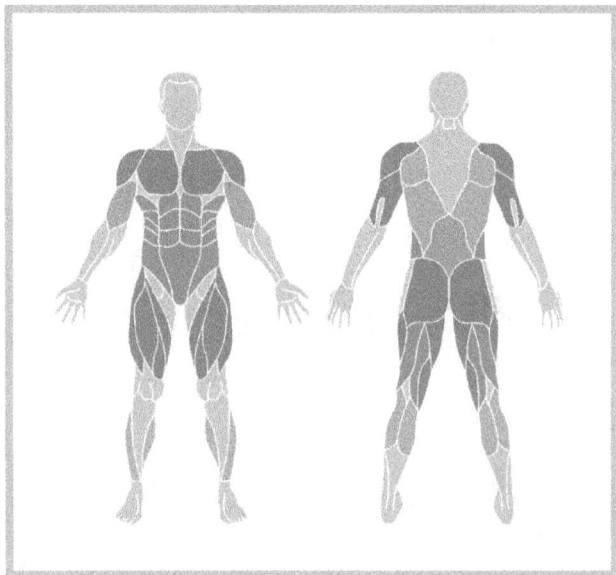

DEATHSQUAD

NIVEAU I 3 sets **NIVEAU II** 5 sets **NIVEAU III** 7 sets **REPOS** jusqu'à 2 min

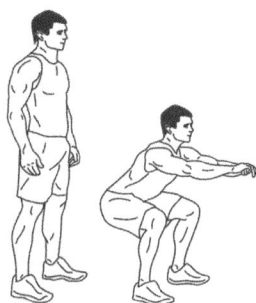

15 squats

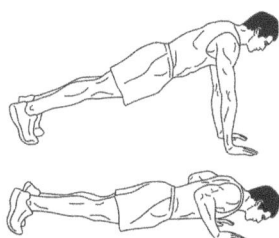

5 pompes

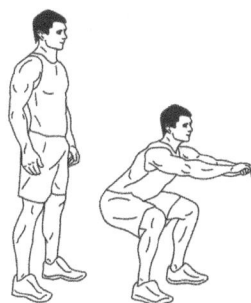

15 squats

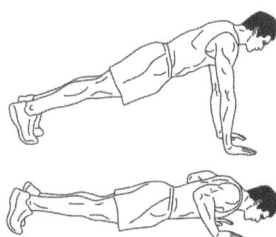

5 pompes

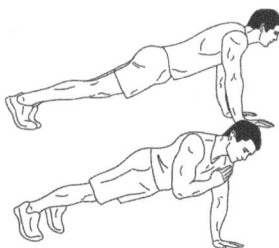

30 toucher-épaules

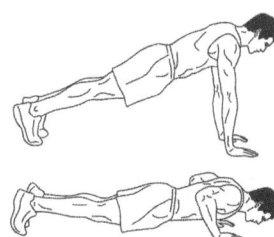

5 pompes

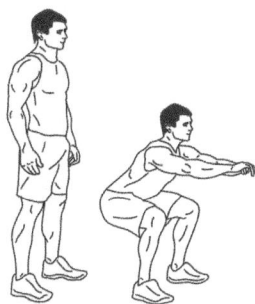

15 squats

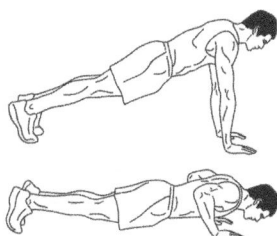

5 pompes

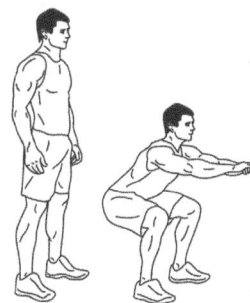

15 squats

22 Defiant

Atteindre les étoiles! Soyez courageux et continuez à avancer jusqu'à ce que vous parveniez à vos objectifs. Assurez-vous d'abaisser votre genou jusqu'au sol, presque en le touchant, lorsque vous effectuez des fentes. Allez lentement tout au long du circuit et faites attention à votre forme physique.

OBJECTIF : FORCE & TONIFICATION

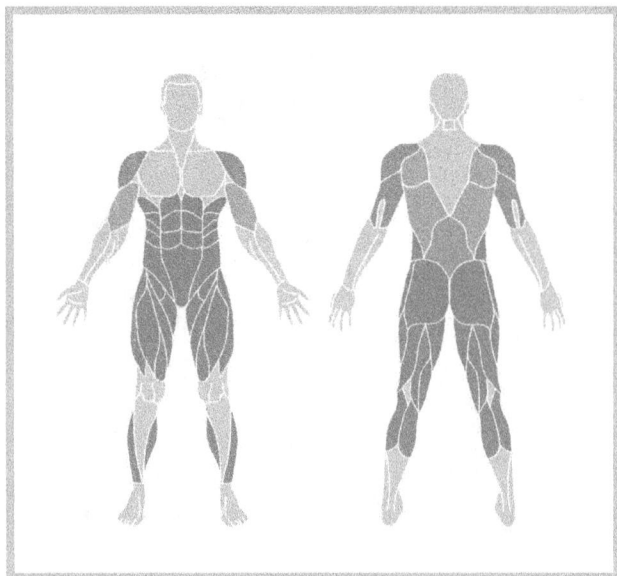

DEFIANT

DAREBEE WORKOUT © darebee.com

NIVEAU I 3 sets **NIVEAU II** 5 sets **NIVEAU III** 7 sets **REPOS** jusqu'à 2 min

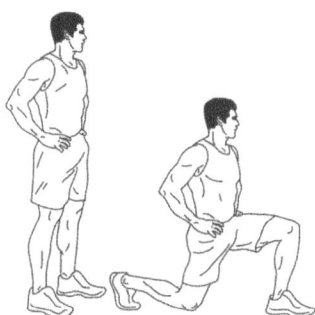

10 fentes

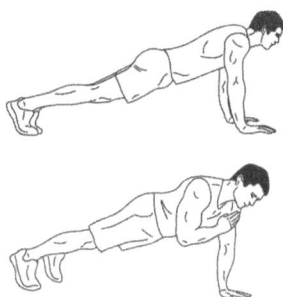

10 toucher-épaules

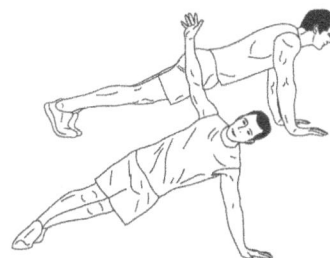

10 rotations en planche

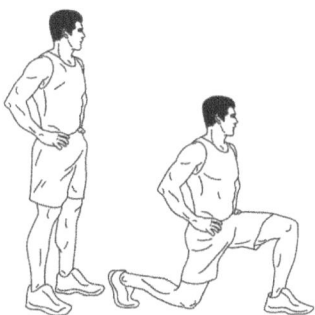

10 fentes

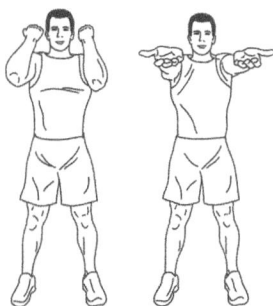

30 extensions de biceps

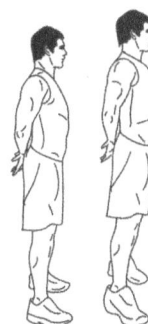

10 levées de talons

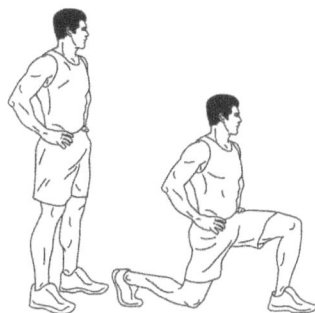

10 fentes

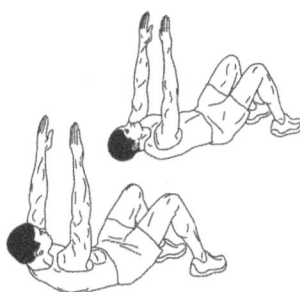

10 crunchs bras tendus

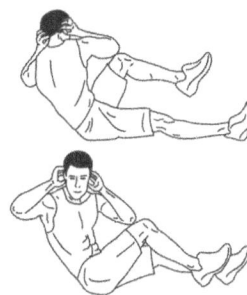

10 genou-au-coudes

23 Do Over

Un entraînement de niveau de difficulté II peut toujours offrir de solides avantages en termes de performances physiques, même aux athlètes de fitness avancés s'il est effectué au niveau III avec diminution de temps de repos à 1 minute. Et c'est parce que, comme chaque entraînement, il met le corps au défi différemment, forçant une nouvelle réponse d'adaptation, c'est-à-dire - il vous aide à obtenir plus de résultat indépendamment.
De plus, il s'agit d'un entraînement qui peut être effectué par tous, ce qui signifie que c'est aussi un bon défi à relever.

OBJECTIF : BRÛLE-GRAISSE

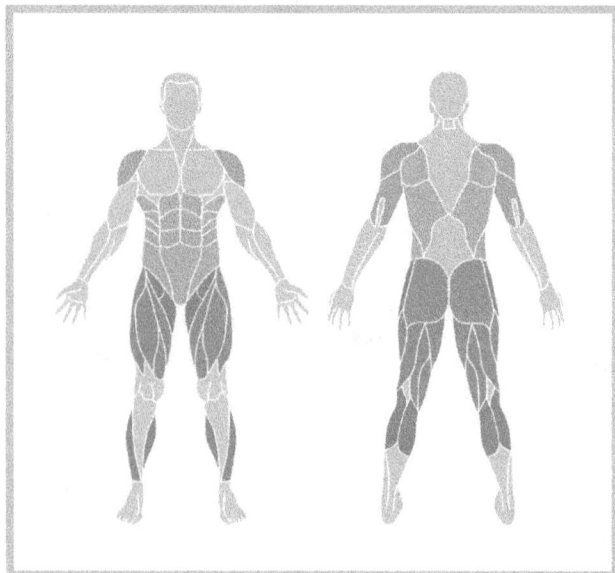

THE DO OVER

DAREBEE WORKOUT © darebee.com

NIVEAU I 3 sets **NIVEAU II** 5 sets **NIVEAU III** 7 sets **REPOS** jusqu'à 2 min

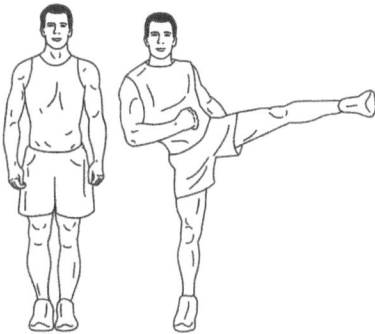

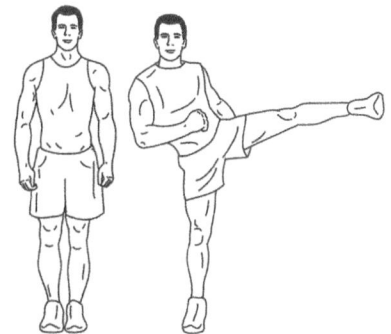

20 levées latérales de jambes   **20** jumping jacks   **20** levées latérales de jambes

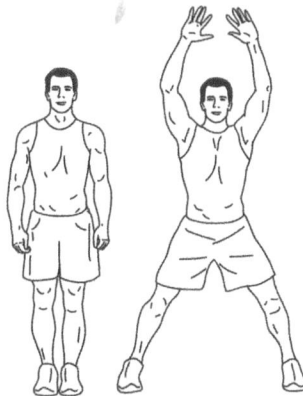

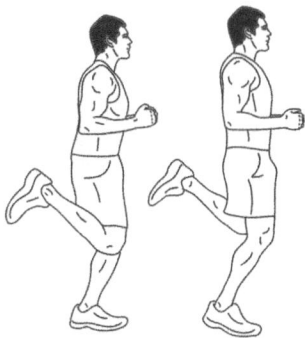

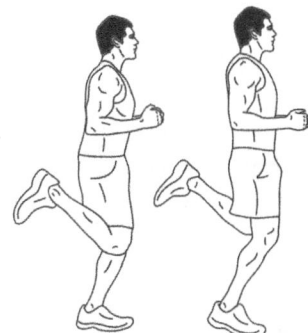

20 talons fesses   **20** levées latérales de jambes   **20** talons fesses

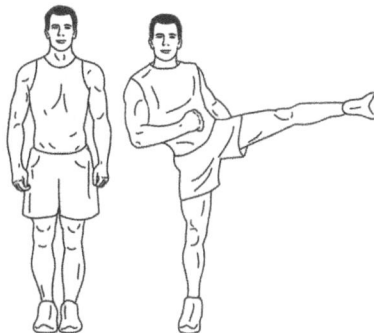

24 Expedited Delivery

Expedited Delivery est rapide et même les exercices au sol sont conçus pour mettre une charge sur les muscles et les tendons qui sont utilisés dans le reste de l'entraînement. Cela en fait un défi de le passer sans un gémissement (ou deux), ce qui signifie qu'il fera monter la température de votre corps et vous mettra rapidement dans la zone de transpiration.

OBJECTIF : BRÛLE-GRAISSE

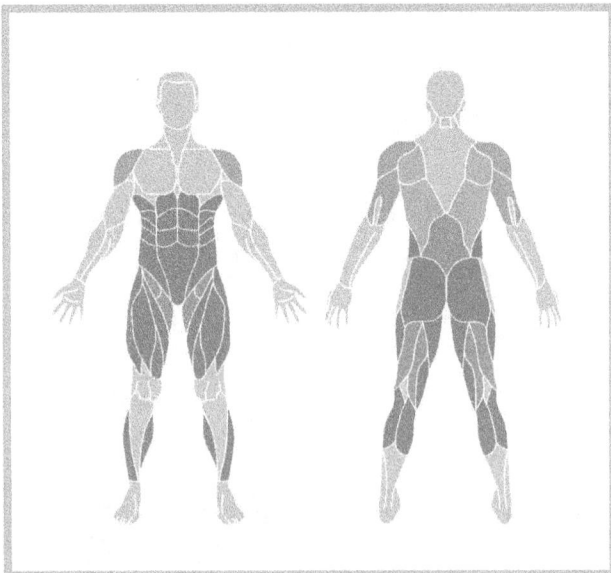

EXPEDITED DELIVERY

DAREBEE **HIIT** WORKOUT © darebee.com

Niveau I 3 sets **Niveau II** 5 sets **Niveau III** 7 sets | 2 min de repos

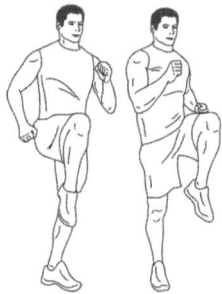

20sec levées de genoux

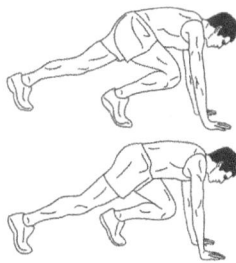

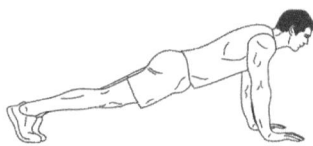

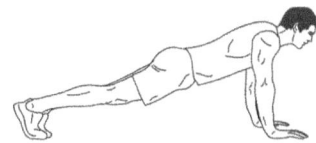

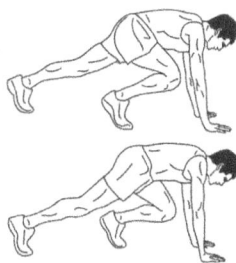

20sec grimpeurs

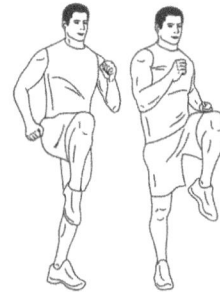

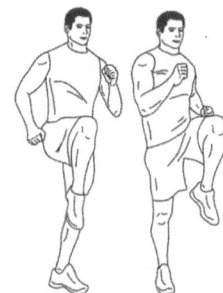

20sec levées de genoux

20sec planche

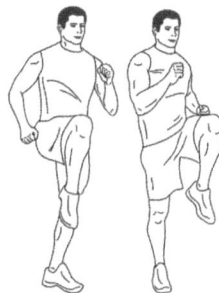

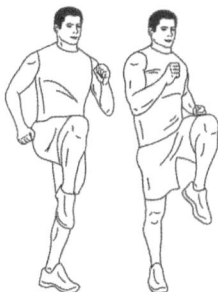

20sec levées de genoux

20sec planche

20sec levées de genoux

20sec grimpeurs

20sec levées de genoux

25 Extra Spice

La vie est censée être épicée, c'est pourquoi Extra Spice est un entraînement pour tout le corps qui met l'accent sur la technique et la qualité du mouvement à travers chaque ensemble.

OBJECTIF : BRÛLE-GRAISSE

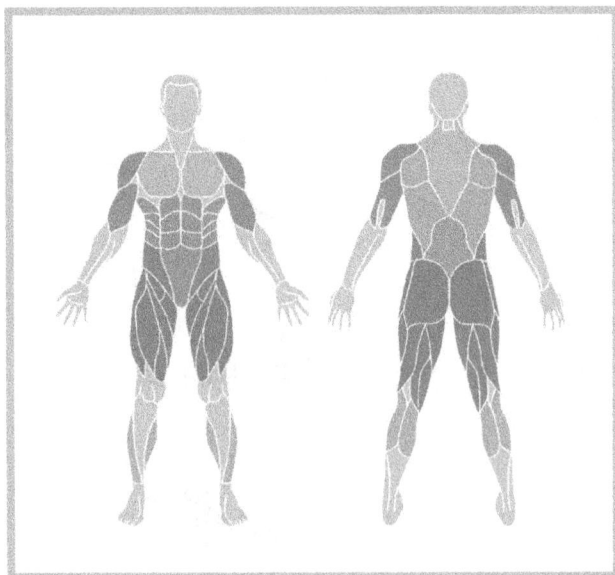

EXTRA SPICE

DAREBEE WORKOUT
© darebee.com
Niveau I 3 sets
Niveau II 5 sets
Niveau III 7 sets
2 min de repos

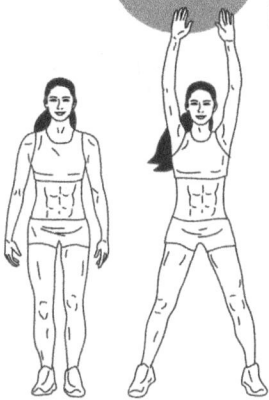

10 jumping jacks

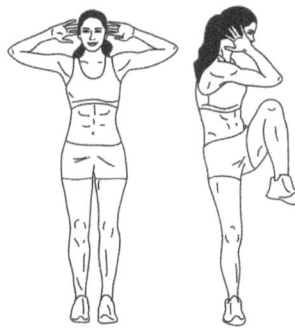

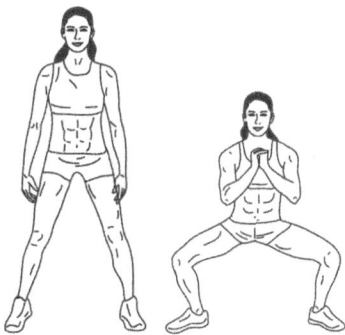

10 genou-au-coudes

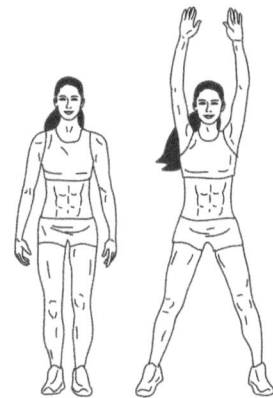

10 jumping jacks

10 squats sumo

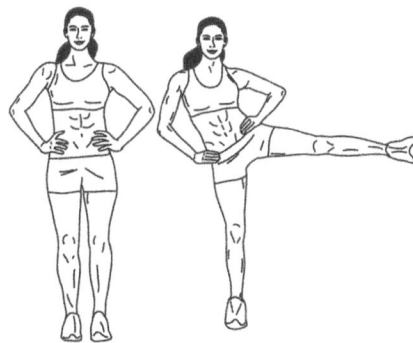

10 levées latérales de jambes

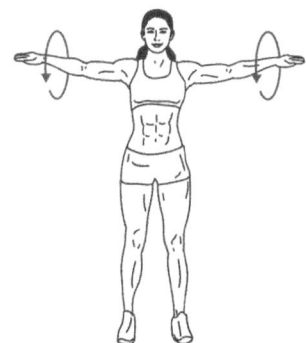

10 cercles de bras

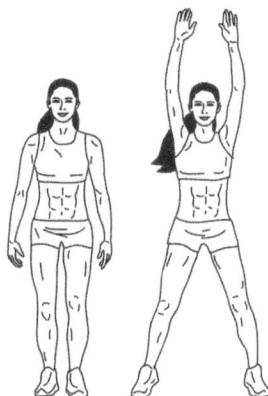

10 jumping jacks

26   Fab Abs

Les abdominaux et le core sont la jonction avec laquelle la force du bas du corps est traduite en puissance vers le haut du corps. Mais pour que cela se produise, vous avez besoin d'abdos et de core solides. Fab Abs travaille tout cela de manière dynamique et statique. Le mélange croisé offre un entraînement puissant pour les abdominaux qui vous oblige à lever les genoux à hauteur de la taille pendant les Levées de genoux et à garder votre corps aussi parfaitement droit que possible pendant la Planche.

OBJECTIF : BRÛLE-GRAISSE & ABDOS

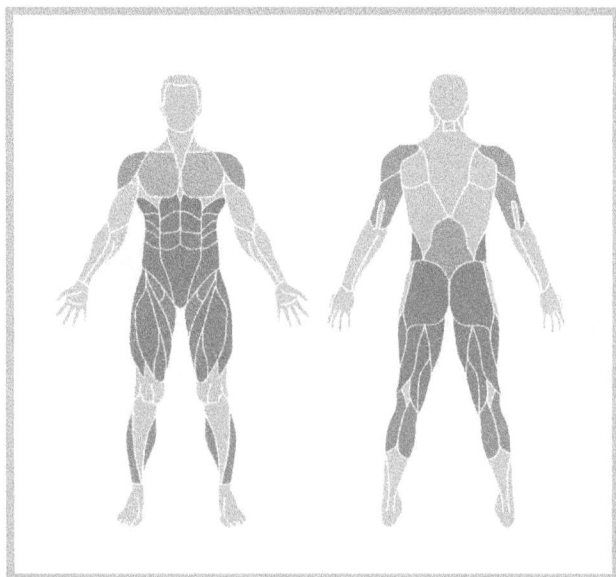

FAB ABS

DAREBEE HIIT WORKOUT © darebee.com

Niveau I 3 sets **Niveau II** 5 sets **Niveau III** 7 sets | 2 min de repos

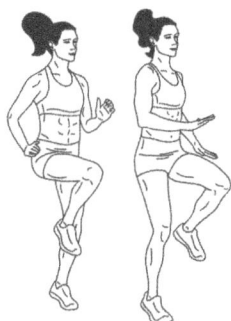

20sec levées de genoux

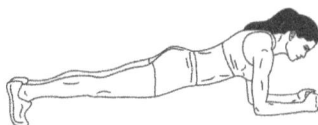

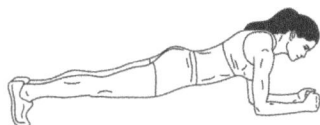

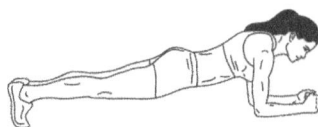

20sec planche

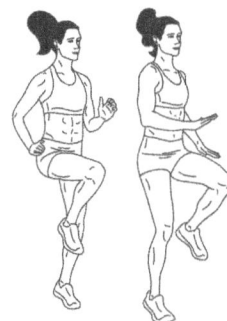

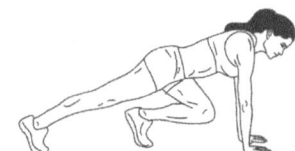

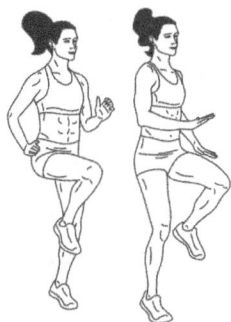

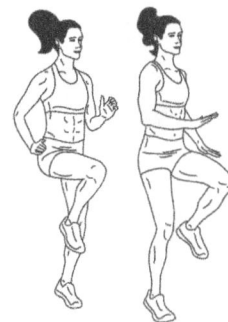

20sec levées de genoux

20sec planche

20sec grimpeurs

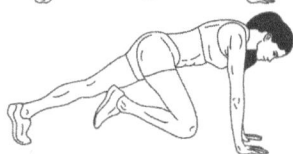

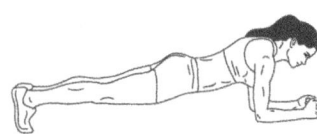

20sec planche

20sec levées de genoux

20sec planche

20sec levées de genoux

27 Feel Good

L'exercice est l'un des meilleurs moyens d'obtenir un regain d'humeur instantané. Cet entraînement rapide et facile est exactement ce que le médecin a prescrit. Allez à fond tout au long du circuit, ça en vaudra la peine!

OBJECTIF : BRÛLE-GRAISSE

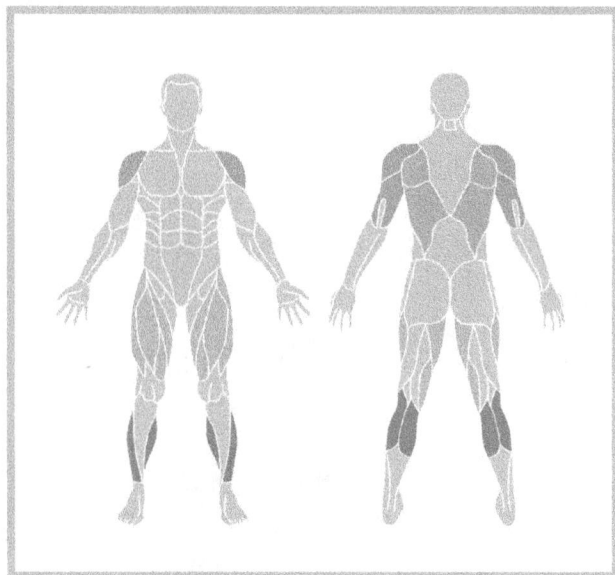

feelgood

DAREBEE WORKOUT © darebee.com

NIVEAU I 3 sets **NIVEAU II** 4 sets **NIVEAU III** 5 sets **REPOS** jusqu'à 2 min

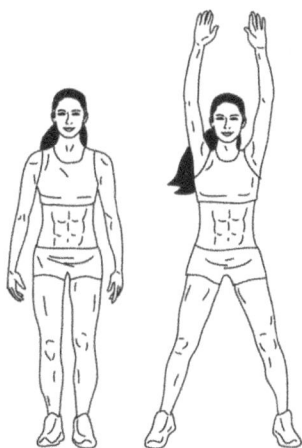

10 jumping jacks   **2** sauts en frappant les talons   **10** jumping jacks

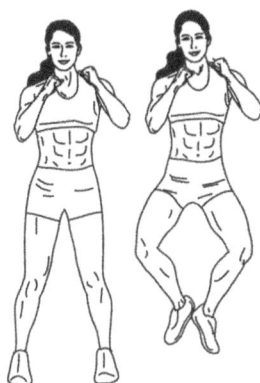

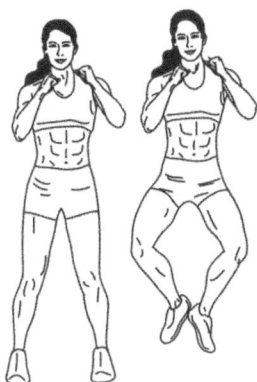

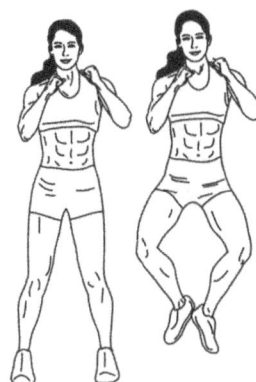

2 sauts en frappant les talons   **10** side jacks   **2** sauts en frappant les talons

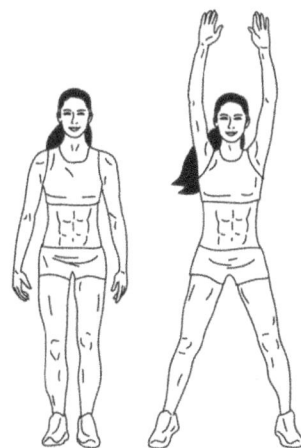

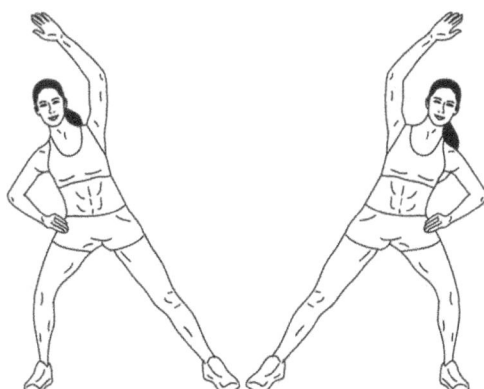

Femme Fatale

Entrez dans le personnage, soyez un agent spécial et sentez-vous puissant, capable et dangereux avec l'entraînement Femme Fatale. Les mouvements de combat et les exercices au sol transformeront votre corps en une machine de combat déterminée.

OBJECTIF : FORCE & TONIFICATION

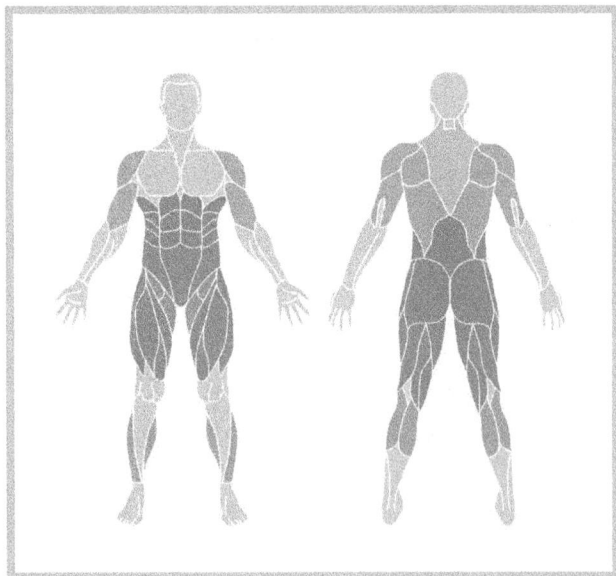

FEMME FATALE

DAREBEE
WORKOUT
© darebee.com
NIVEAU I 3 sets
NIVEAU II 5 sets
NIVEAU III 7 sets
2 minutes de repos

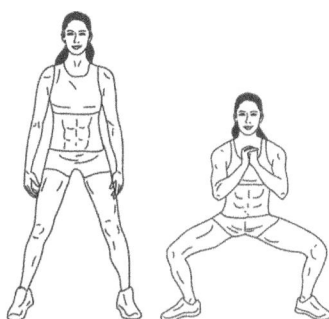

10 squats sumo

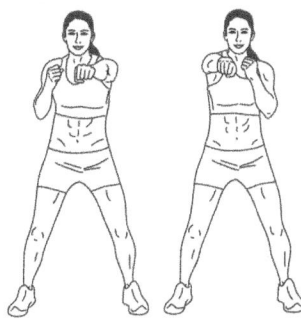

20 coups de poing

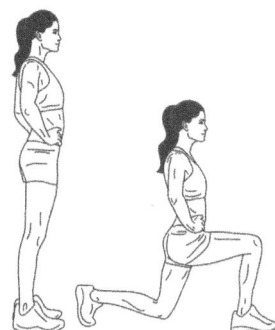

10 fentes

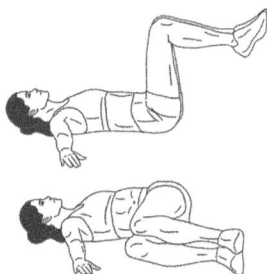

10 rotations du bassin

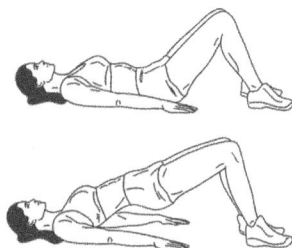

10 ponts

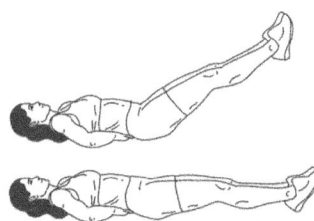

10 levées de jambes

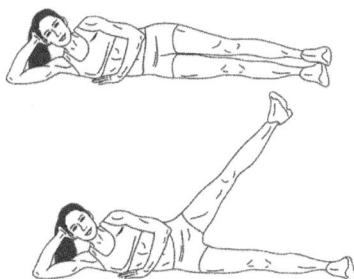

20 levées latérales de jambes

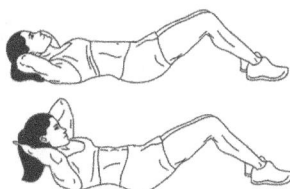

20 crunchs

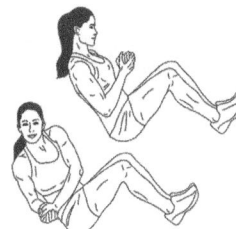

20 rotations russes

29 Fresh Start

Fresh Start est le type d'entraînement que vous devriez envisager si vous recommencez à vous entraîner après un arrêt dû à une blessure ou à d'autres circonstances. C'est léger, c'est rapide, c'est énergisant et cela aidera votre corps à se rappeler comment il doit bouger.

OBJECTIF : BRÛLE-GRAISSE

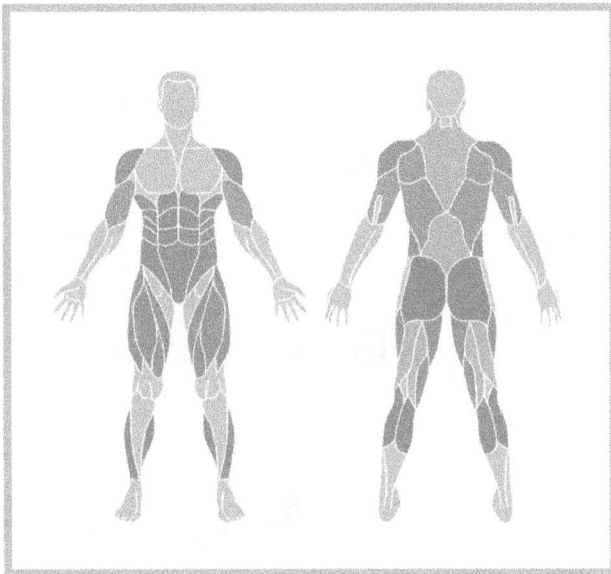

FRESH START

DAREBEE WORKOUT © darebee.com

NIVEAU I 3 sets **NIVEAU II** 5 sets **NIVEAU III** 7 sets **REPOS** jusqu'à 2 min

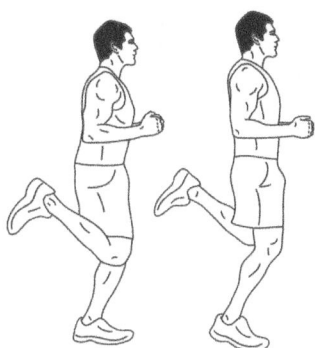

10 talons fesses

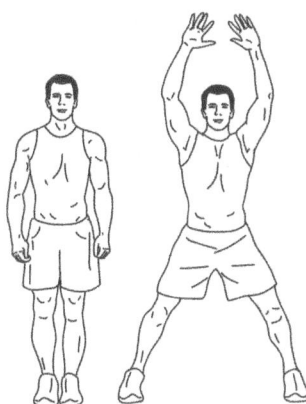

10 jumping jacks

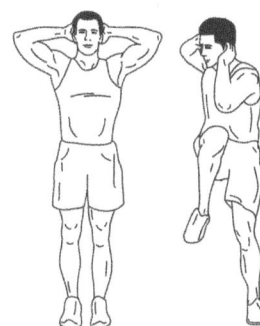

10 genou-au-coudes

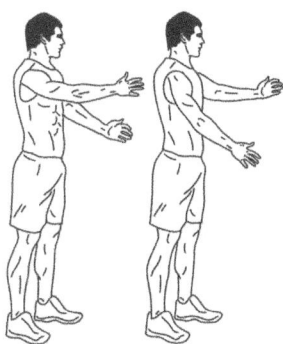

20 ciseaux à la verticale

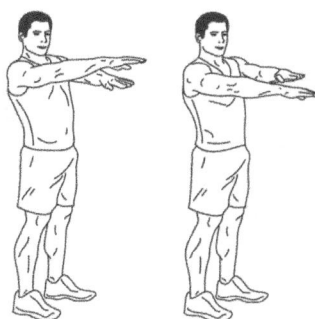

20 ciseaux à l'horizontale

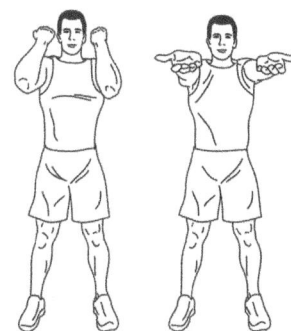

20 extensions biceps

30 Genesis

C'est toujours difficile au début, mais si vous tenez, la fin en vaut la peine. L'entraînement Genesis est un pur feu, il vous brisera pour vous refaire. Supportez-le, donnez-lui tout, persévérez et, une fois que vous l'aurez conquis, rien ne vous semblera trop difficile à surmonter. C'est ainsi que la ténacité est entretenue et comment la volonté de fer est forgée. Continuez à bouger, aussi vite que vous le pouvez jusqu'à ce que le temps soit écoulé, reprenez votre souffle et recommencez. Ramenez vos genoux aussi haut que possible, aussi loin que vous le pouvez et n'oubliez pas de respirer!

OBJECTIF : BRÛLE-GRAISSE

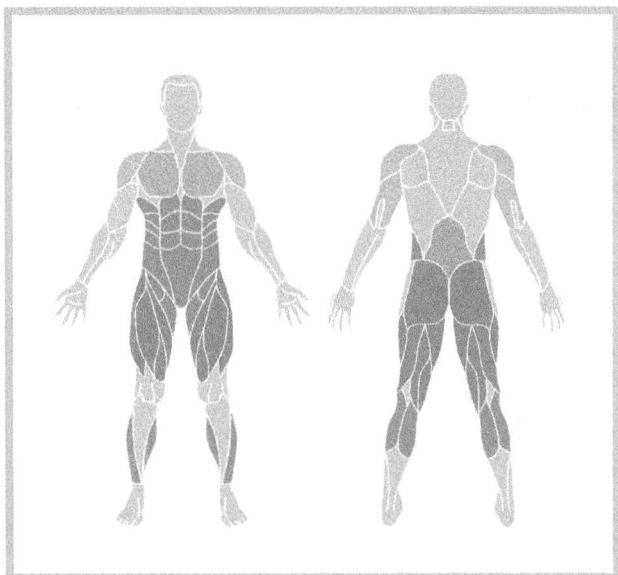

GENESIS

DAREBEE HIIT WORKOUT © darebee.com

Niveau I 3 sets **Niveau II** 5 sets **Niveau III** 7 sets | 2 min de repos

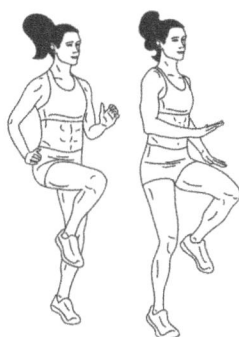

20sec levées de genoux

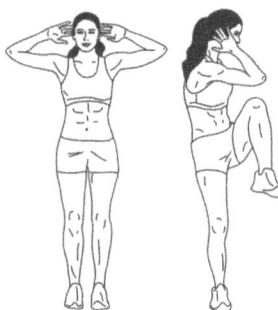

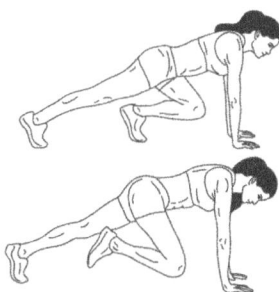

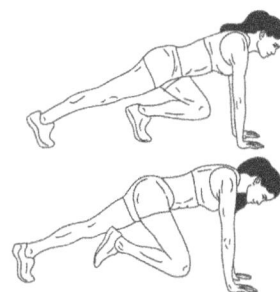

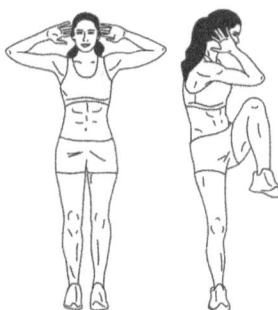

20sec genou-au-coudes

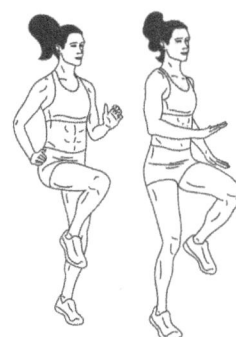

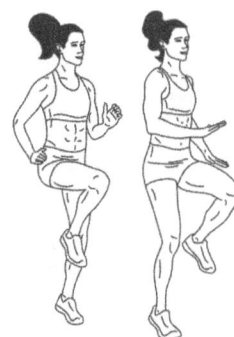

20sec levées de genoux

20sec grimpeurs

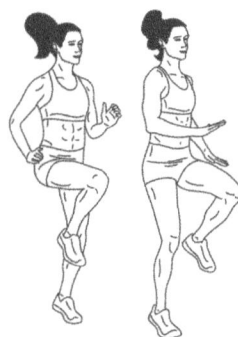

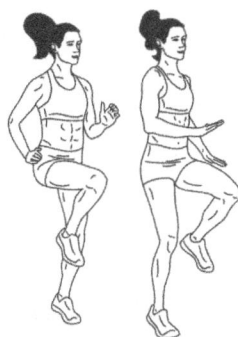

20sec levées de genoux

20sec grimpeurs

20sec levées de genoux

20sec genou-au-coudes

20sec levées de genoux

31 Get It Done

Cet entraînement est parfait lorsque vous avez juste besoin de - Get It Done. Il mettra au défi vos poumons et fera travailler votre cœur sans surcharger votre système, produisant juste la bonne quantité de brûlure, au bon moment. C'est assez facile à suivre, il n'y a pas de mouvements complexes, mais tout votre corps va être engagé quand même.

OBJECTIF : BRÛLE-GRAISSE

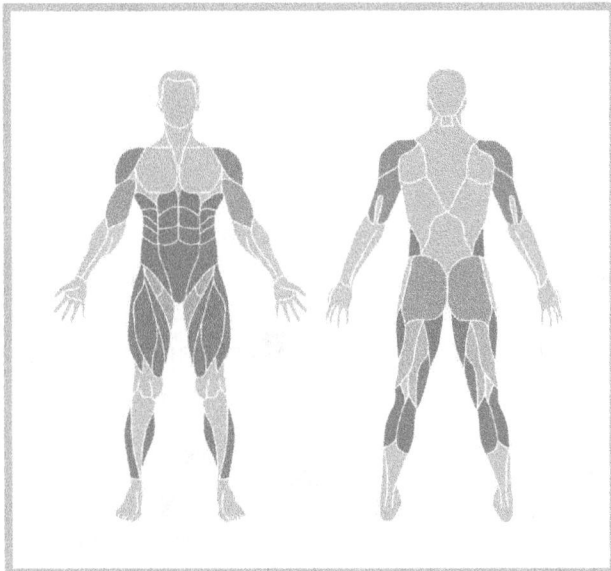

Get it Done

DAREBEE HIIT WORKOUT © darebee.com

Niveau I 3 sets **Niveau II** 5 sets **Niveau III** 7 sets

2 min de repos entre les sets

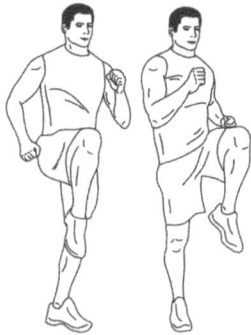

20sec levées de genoux

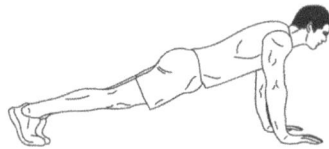

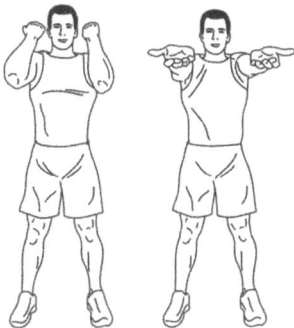

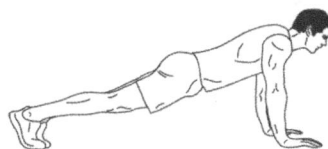

20sec planche

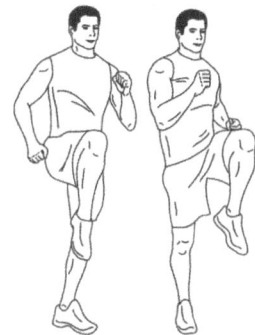

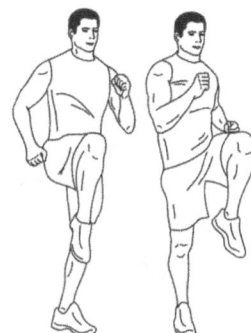

20sec levées de genoux

20sec extensions biceps

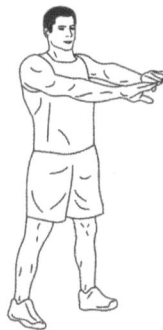

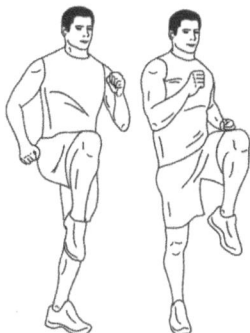

20sec bras serrés

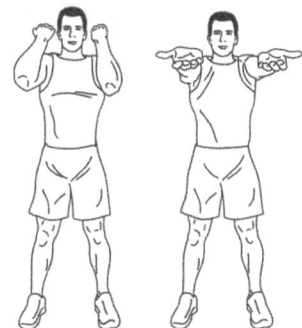

20sec extensions biceps

20sec levées de genoux

20sec planche

20sec levées de genoux

32 Good Morning Yoga

L'esprit et le corps, en travaillant ensemble, créent une combinaison imparable qui vous rend plus sain, plus concentré et plus fort. Cette base est construite progressivement avec de petites étapes mesurées, c'est là que l'entraînement Good Morning Yoga entre en jeu. Conçu pour vous aider à vous confronter chaque jour à vos conditions, c'est le genre d'entraînement qui vous change à l'intérieur et à l'extérieur.

OBJECTIF : BIEN ÊTRE

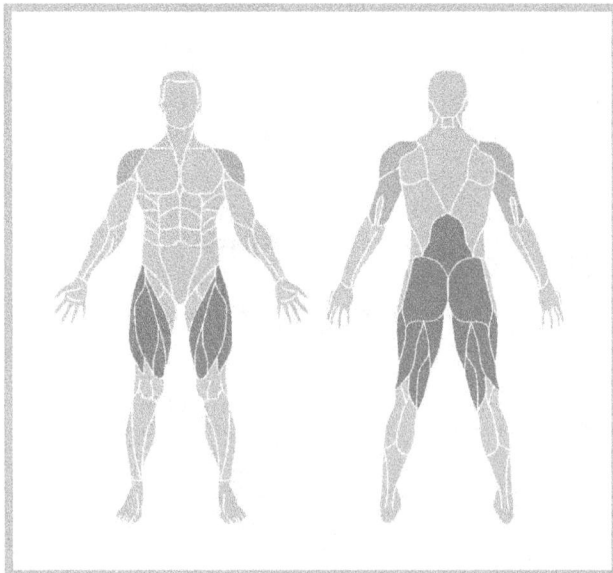

GOOD MORNING
YOGA

BY DAREBEE
© darebee.com
Maintenez chaque posture pendant **30 secondes** puis continuez

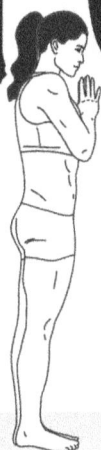

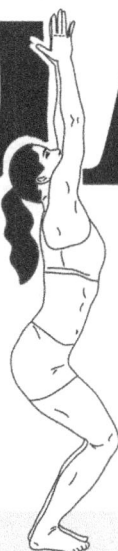

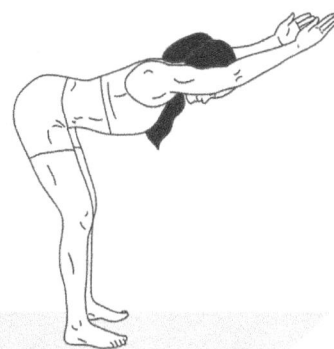

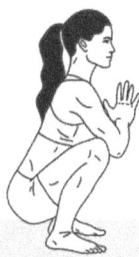

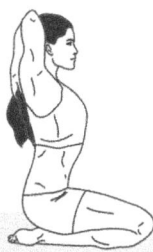

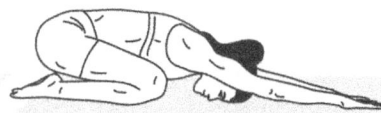

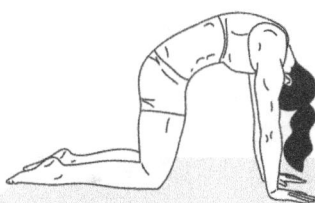

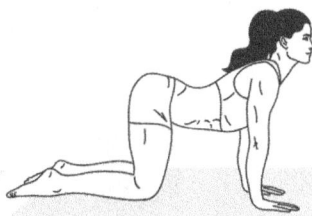

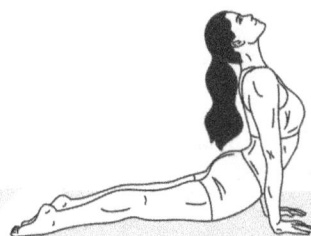

33   Grit & Grace

Comme son titre l'indique, cet entraînement vous aide à développer du courage et de la grâce grâce à des exercices d'endurance et d'agilité combinés dans un seul circuit. Gardez votre rythme régulier pendant les Jumping jacks, accélérez et faites tout votre possible pendant les Pacer steps et faites attention à votre technique pendant les Squats, les Deadlifts et les Levées latérales de jambes. Faites d'abord la moitié des répétitions d'un côté, puis faites le reste de l'autre.

OBJECTIF : BRÛLE-GRAISSE

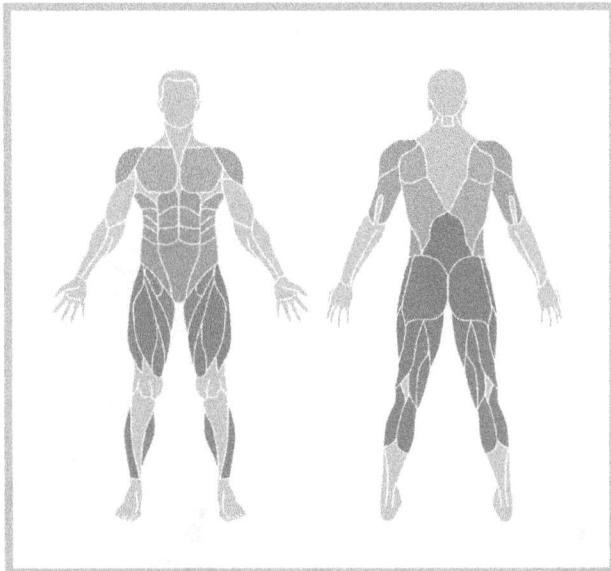

GRIT & GRACE

WORKOUT
BY DAREBEE
© darebee.com

Niveau I 3 sets
Niveau II 5 sets
Niveau III 7 sets
2 minutes de repos

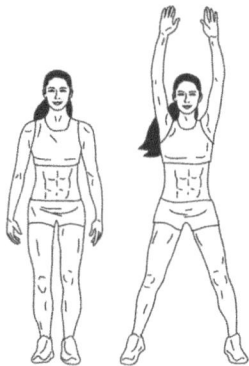

10 jumping jacks

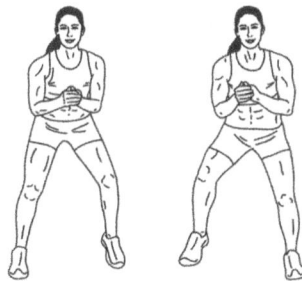

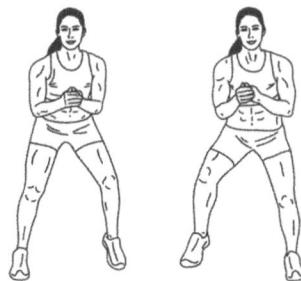

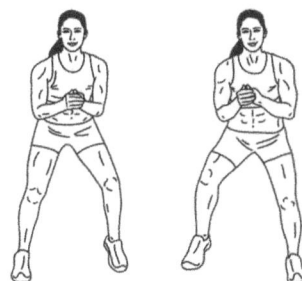

20 pacer steps

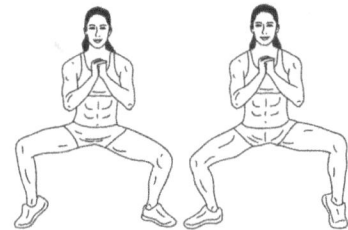

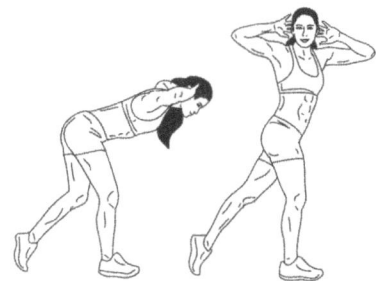

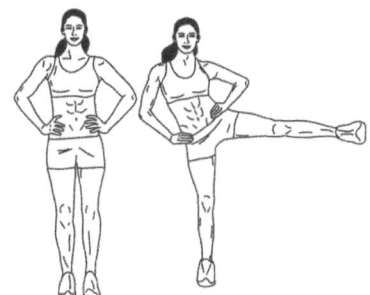

10 squat maintenu talon levé

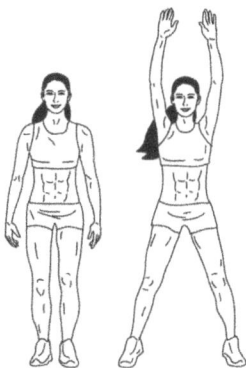

10 jumping jacks

20 pacer steps

10 deadlifts avec torsions

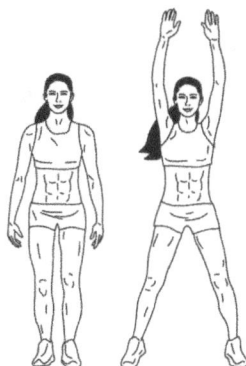

10 jumping jacks

20 pacer steps

10 levées latérales de jambes

34 Gut

L'exercice crée des stress physiques dans le corps qui déclenchent la réponse adaptative qui nous change physiquement. La voie par laquelle ce changement se produit nécessite des signaux hormonaux qui activent des mécanismes cellulaires spécifiques. Le Gut est un entraînement qui vous met sur la bonne voie pour aider vos bactéries intestinales à vous aider à devenir plus fort et en meilleure santé.

OBJECTIF : BRÛLE-GRAISSE

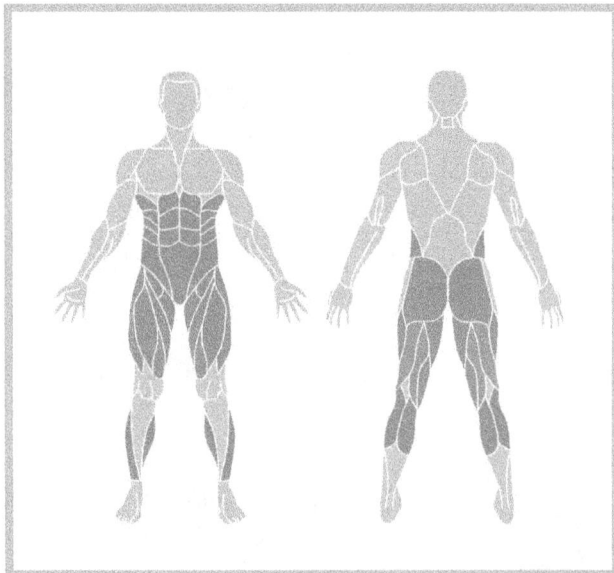

THE GUT

DAREBEE WORKOUT
© darebee.com

Niveau I 3 sets
Niveau II 5 sets
NIveau III 7 sets
2 minutes de repos

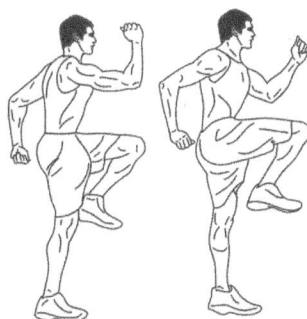

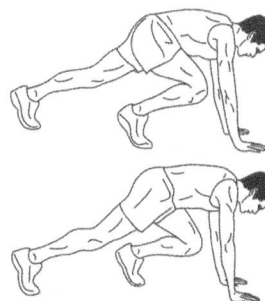

10 pas de marche
10 levées de genoux

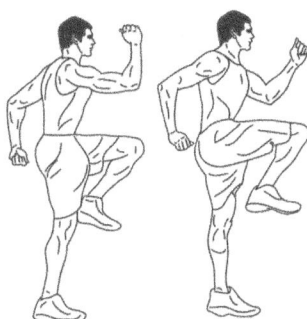

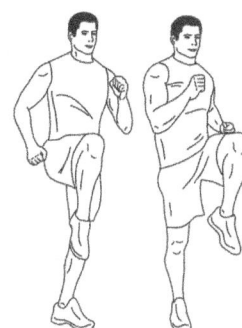

10 pas de marche
10 grimpeurs

10 pas de marche
10 genou-au-coudes

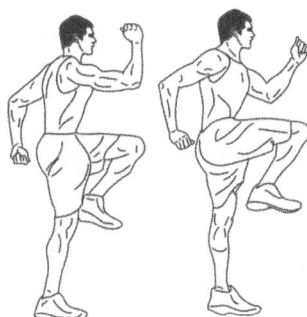

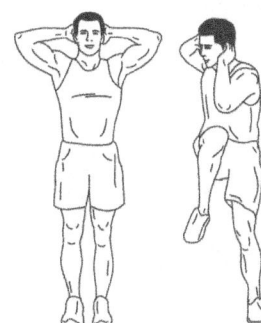

35 Hello, abs!

Des abdos forts changent la performance de chaque activité physique. Ils facilitent et préservent le transfert de puissance du bas du corps vers le haut et vice versa. Ils affectent la façon dont nous nous asseyons et marchons, la vitesse à laquelle nous nous fatiguons et même la façon dont nous pouvons bouger de manière explosive. Des abdos forts nécessitent un exercice presque quotidien pour se développer et se maintenir. Hello, Abs! est votre entraînement incontournable pour les exercices quotidiens d'abdos. Vous serez agréablement surpris par les résultats.

OBJECTIF : ABDOS

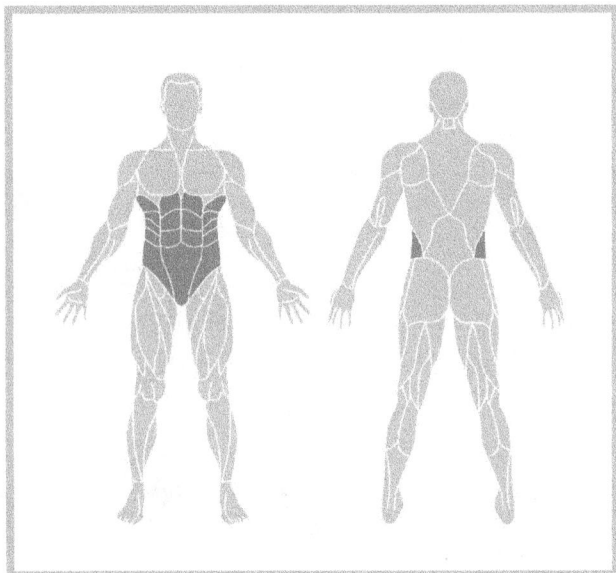

Hello, abs!

DAREBEE WORKOUT © darebee.com

NIVEAU I 3 sets **NIVEAU II** 4 sets **NIVEAU III** 5 sets **REPOS** jusqu'à 2 min

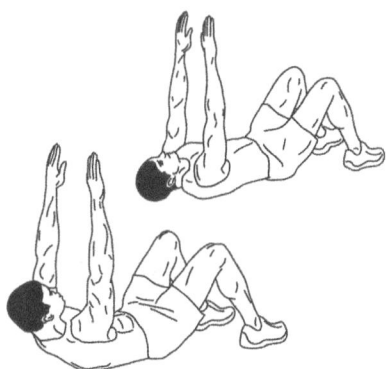

10 crunchs bras tendus

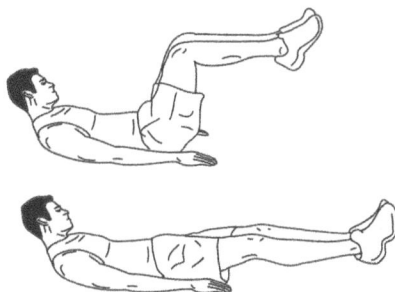

10 crunchs rameur

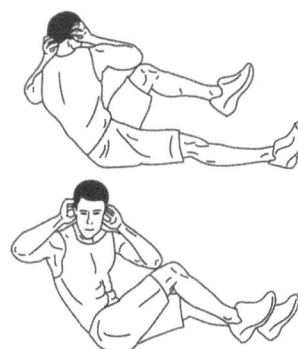

10 genou-au-coude crunchs

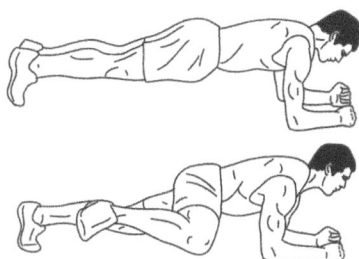

10 flexions de genoux en planche

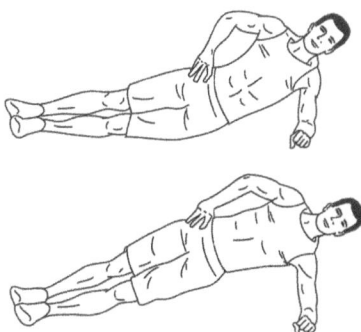

10 ponts sur le côté

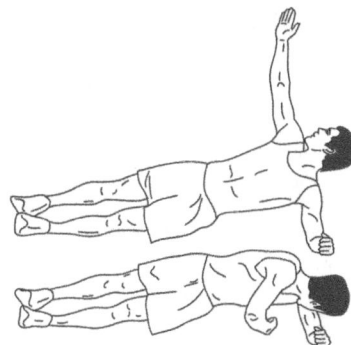

10 rotations latérales en planche

36   Hero

Soyez votre propre héros - écrivez votre propre histoire! L'entraînement Hero vous aidera à vous sentir plus fort, plus confiant et plus en contrôle de votre corps et de votre vie. Descendez votre genou jusqu'au sol lorsque vous faites des Fentes. Allez à fond lorsque vous effectuez des Levées de genoux.

OBJECTIF : BRÛLE-GRAISSE

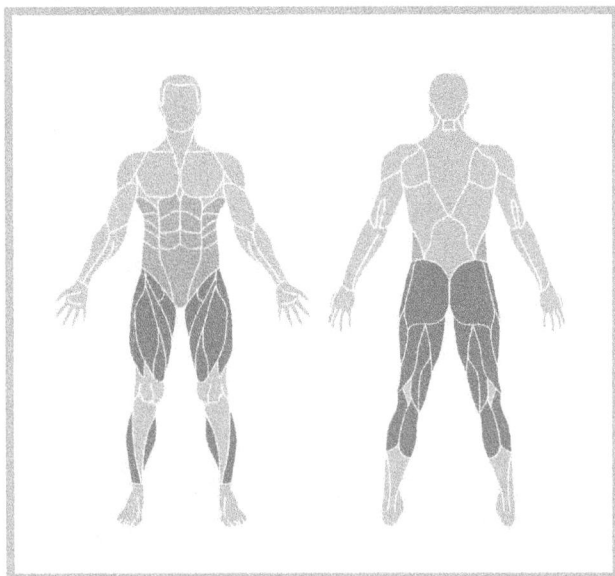

I AM MY OWN HERO

DAREBEE WORKOUT
© darebee.com
Répétez 5 fois au total
jusqu'à 2 min de repos
entre les exercices

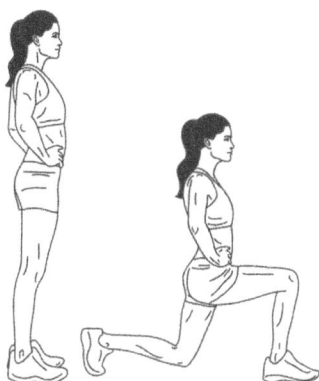

12 fentes

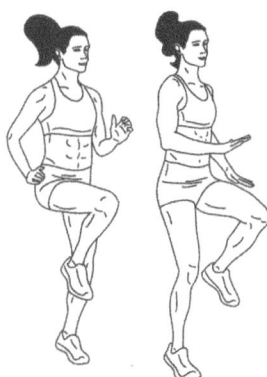

20 levées de genoux

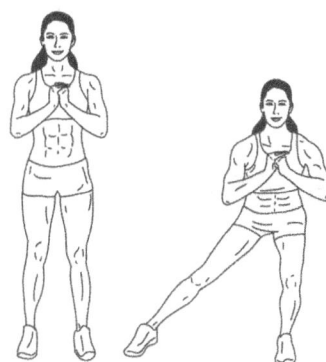

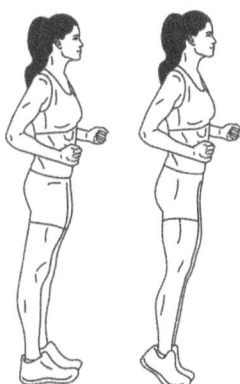

12 fentes latérales

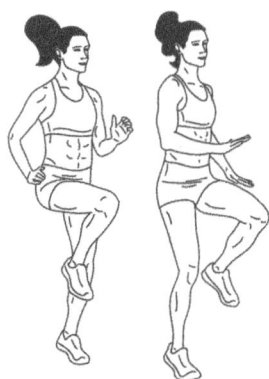

20 levées de genoux

12 talons levés

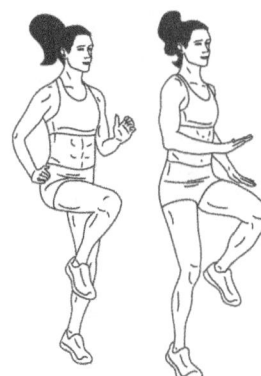

20 levées de genoux

37 Hip Dips

La zone pelvienne relie le bas du corps à la partie supérieure et, en tant que telle, elle est la clé à la fois du transfert de la locomotion et du transport de la puissance des muscles du bas du corps vers les muscles supérieurs (et vice versa). C'est exactement ce pour quoi Hip Dips est conçu.

OBJECTIF : FORCE & TONIFICATION

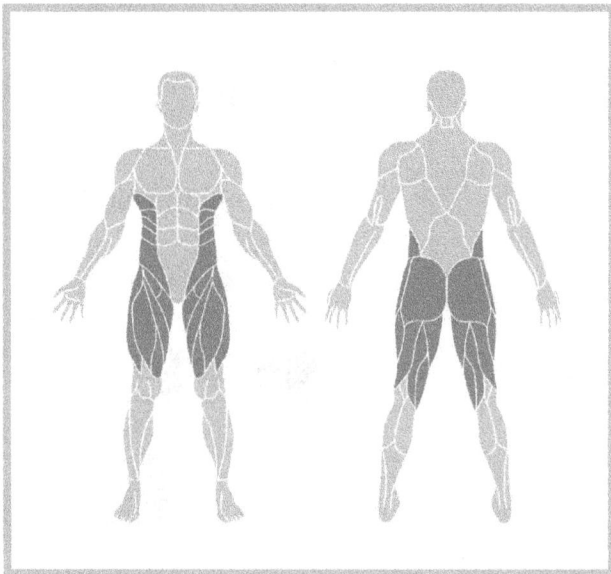

HIP DIPS

DAREBEE WORKOUT © darebee.com

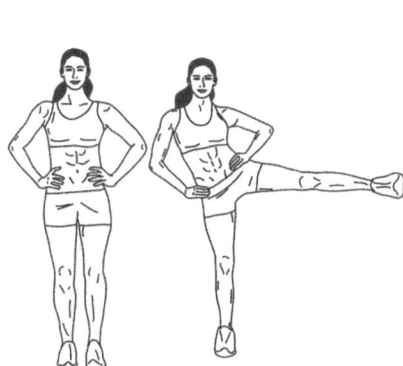

20 levées de jambes
x 4 sets au total
20 sec de repos
entre les sets

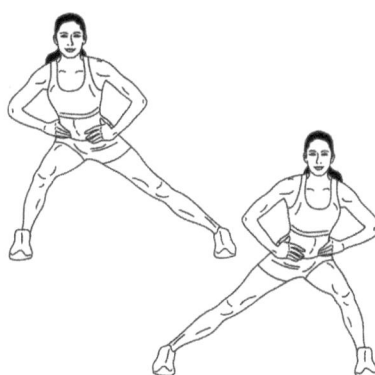

10 fentes latérales
x 4 sets au total
20 sec de repos
entre les sets

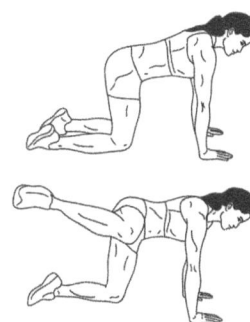

20 extensions de côté
x 4 sets au total
20 sec de repos
entre les sets

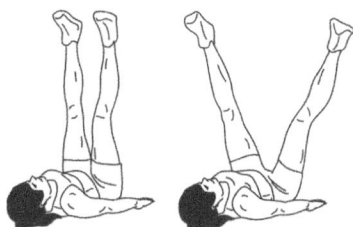

20 V-extensions
x 4 sets au total
20 sec de repos
entre les sets

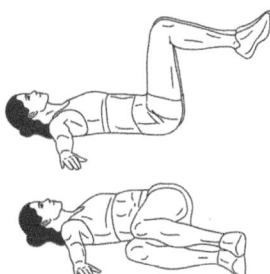

10 rotations du bassin
x 4 sets au total
20 sec de repos
entre les sets

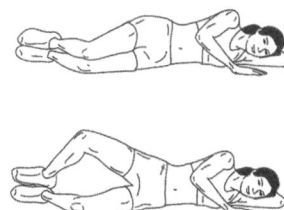

20 "coquillages"
x 4 sets au total
20 sec de repos
entre les sets

38 Holistic

L'entraînement Holistic ne contient qu'un petit ensemble d'exercices, mais chacun d'entre eux utilise un grand nombre de groupes musculaires et de groupes musculaires satellites associés pour produire des résultats dans le corps entier. Si vous recherchez un entraînement qui vous aidera à vous sentir fort, capable et génial, alors celui-là doit être en tête de votre liste.

OBJECTIF : FORCE & TONIFICATION

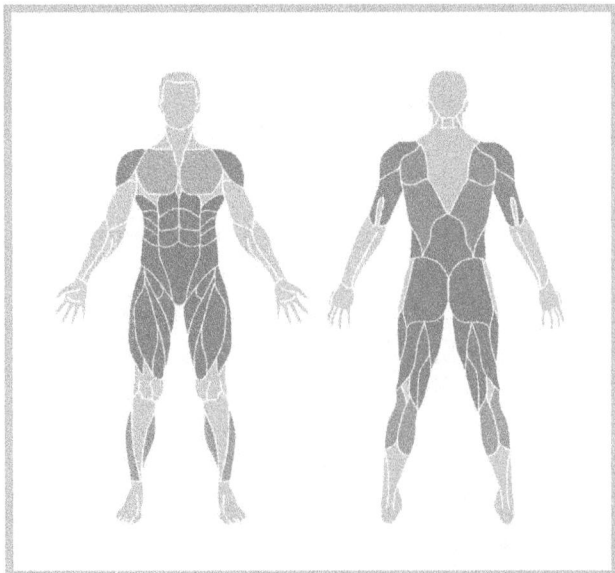

EVERYTHING IS CONNECTED
HOLISTIC

DAREBEE WORKOUT © darebee.com

5 sets | 2 minutes de repos entre les sets

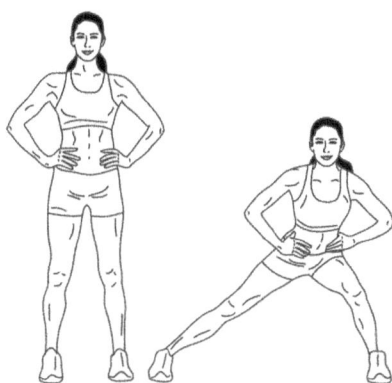

20 fentes latérales

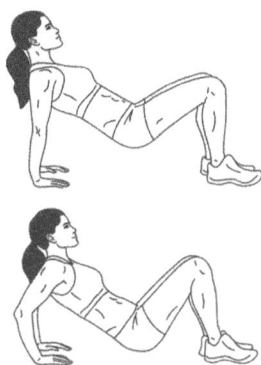

10 extensions triceps

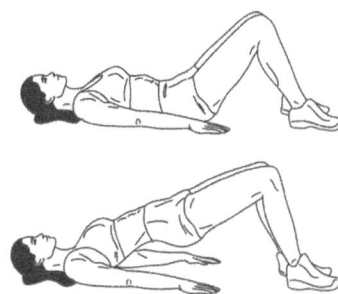

20 ponts

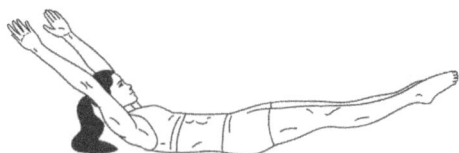

20-count barque
(en comptant jusqu'à 20)

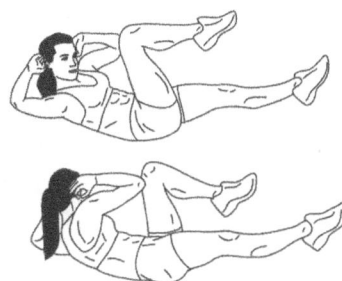

10 genou-au-coude
crunchs

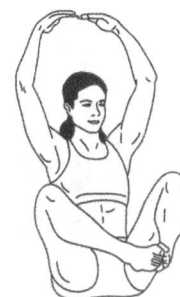

20-count O-pose
(en comptant jusqu'à 20)

39   Homemade Abs

Les abdos ont besoin d'un travail constant pour être forts, souples et bien définis. L'entraînement Homemade Abs vous aide à garder vos abdos en forme en ciblant les quatre principaux groupes de muscles abdominaux.

OBJECTIF : ABDOS

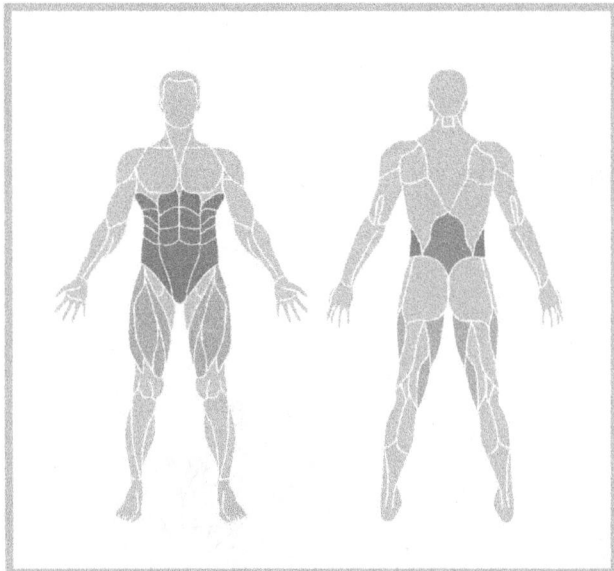

homemade abs

DAREBEE WORKOUT © darebee.com

NIVEAU I 3 sets **NIVEAU II** 4 sets **NIVEAU III** 5 sets **REPOS** jusqu'à 2 min

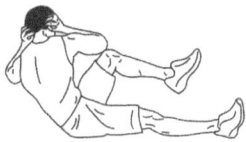

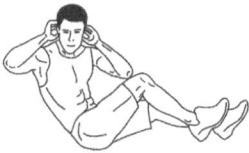

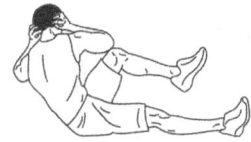

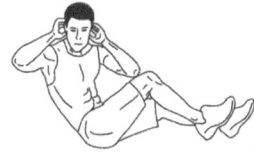

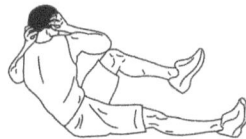

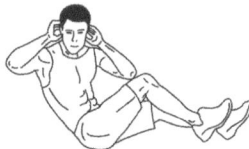

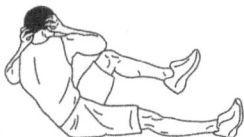

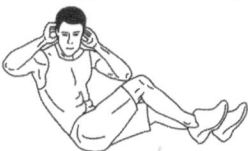

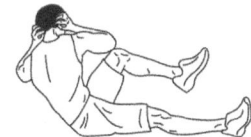

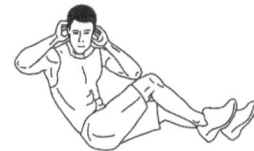

4 genou-au-coudes   **10** levées de jambes   **4** genou-au-coudes

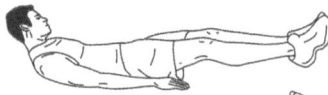

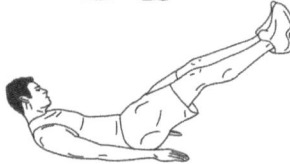

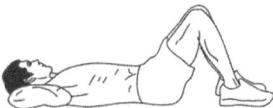

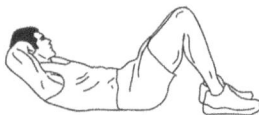

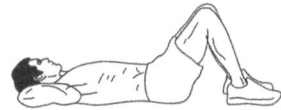

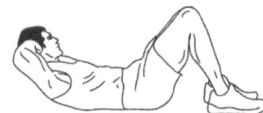

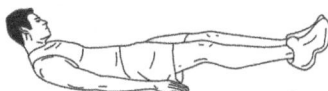

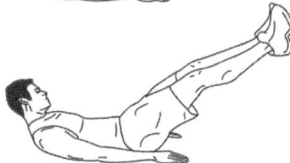

10 crunchs   **4** genou-au-coudes   **10** crunchs

4 genou-au-coudes   **10** levées de jambes   **4** genou-au-coudes

Homemade Hero

Dans Homemade Hero, vous vous reposez en entraînant votre cœur, ce qui signifie que pendant la partie la plus active de cet entraînement HIIT, vous devez vraiment augmenter l'intensité, même si cela signifie réduire la qualité de la réalisation. Les avantages sont des muscles plus forts et plus maigres et une capacité aérobie qui vous permettra de prendre le bus chaque fois que vous courrez pour l'attraper.

OBJECTIF : BRÛLE-GRAISSE & HIIT

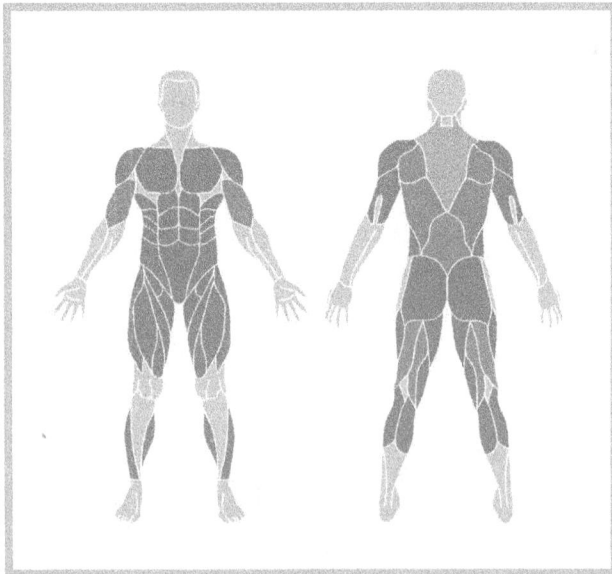

HOMEMADE HERO

DAREBEE HIIT WORKOUT
© darebee.com

Niveau I 3 sets
Niveau II 5 sets
Niveau III 7 sets
2 minutes de repos

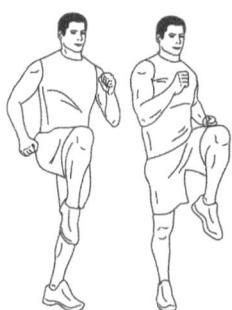

20sec levées de genoux

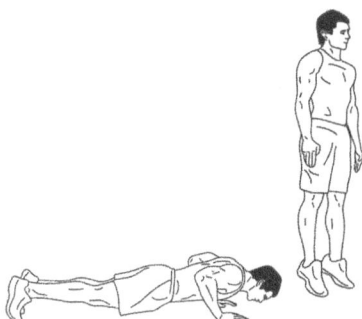

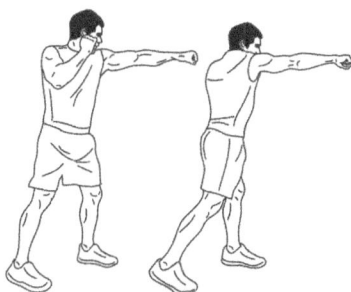

20sec burpees

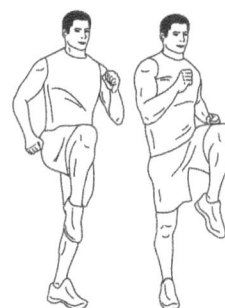

20sec levées de genoux

20sec coups de poing

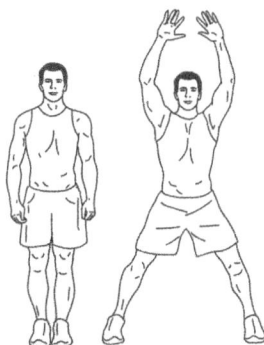

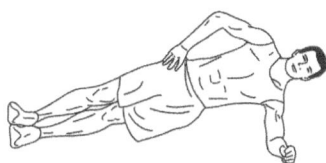

20sec jumping jacks

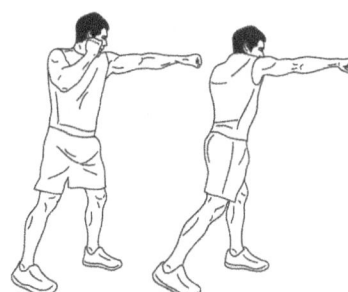

20sec coups de poing

20sec planche latérale (droit)

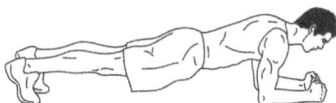

20sec planche sur les coudes

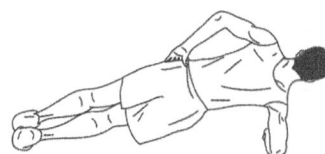

20sec planche latérale (gauche)

41 Huff & Puff

En ce qui concerne la vitesse HIIT et le nombre de répétitions, ils sont importants car ils aident à maintenir l'intensité et c'est l'intensité qui donne des résultats. Donc, vraiment, pour Huff & Puff comme pour tous les entraînements par intervalles à haute intensité, commencez aussi vite et fort que possible, vous allez améliorer après la première série, puis maintenez l'intensité en comptant les répétitions pour chaque exercice. De cette façon, vous poussez vraiment les limites de votre capacité et forcez votre corps à s'améliorer.

OBJECTIF : BRÛLE-GRAISSE & HIIT

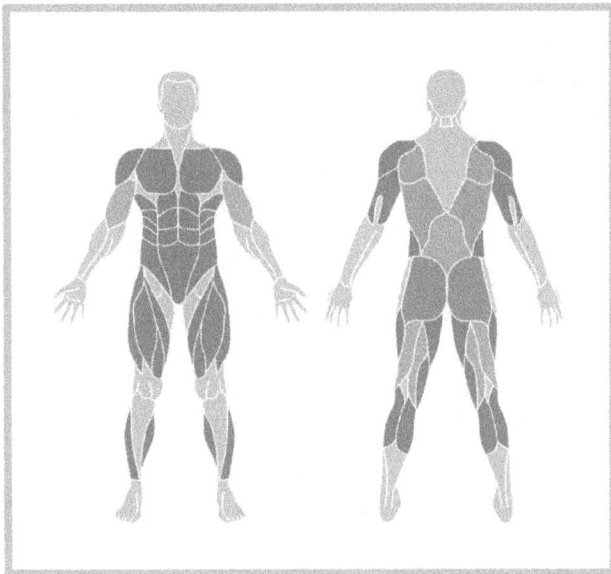

HUFF & PUFF

DAREBEE HIIT WORKOUT © darebee.com

Niveau I 3 sets **Niveau II** 5 sets **Niveau III** 7 sets ` | 2 min de repos

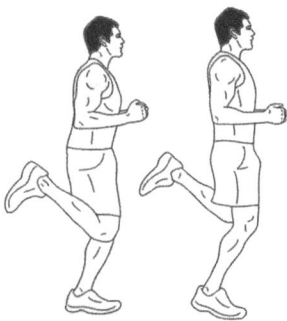

20sec talons fesses

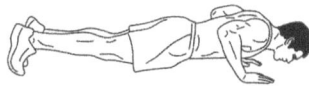

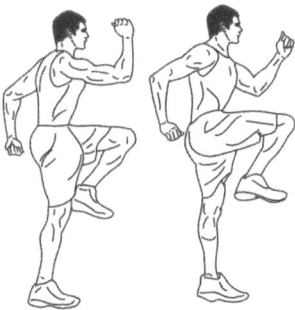

20sec planche "push-up"

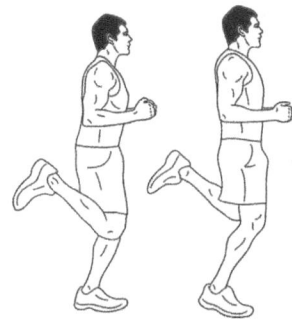

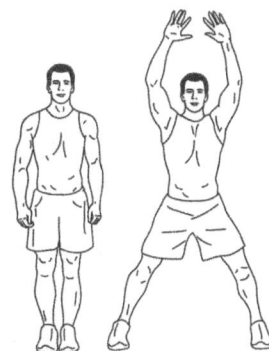

20sec talons fesses

20sec pas de marche

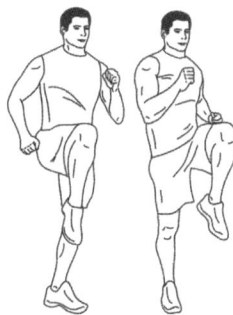

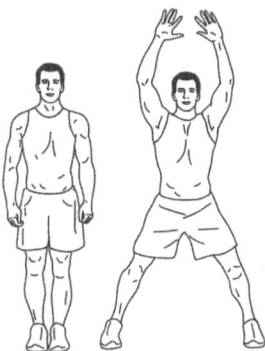

20sec levées de genoux

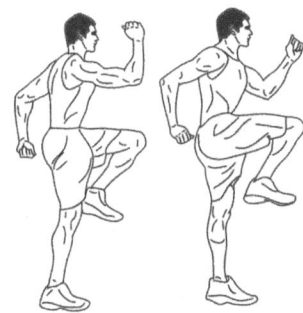

20sec pas de marche

20sec jumping jacks

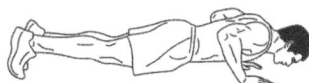

20sec planche "push-up"

20sec jumping jacks

42 Inquisitor

Certains entraînements devraient être accompagnés d'un avertissement. L'Inquisiteur impose une charge assez lourde sur la capacité du corps à recruter puis à coordonner de grands groupes musculaires, la force fasciale, les tendons et les groupes musculaires satellites afin de générer une puissance contrôlée. Le résultat est un entraînement qui n'est certainement pas pour les débutants, mais il devrait être dans votre « liste à faire ».

OBJECTIF : BRÛLE-GRAISSE

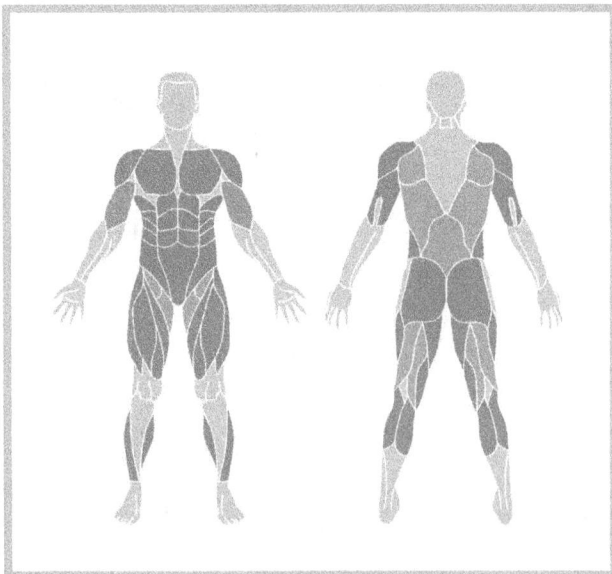

INQUISITOR

DAREBEE WORKOUT © darebee.com

NIVEAU I 3 sets **NIVEAU II** 5 sets **NIVEAU III** 7 sets **REPOS** jusqu'à 2 min

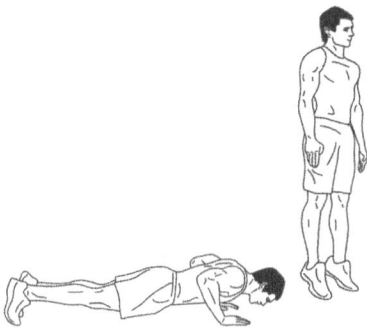

10 burpees

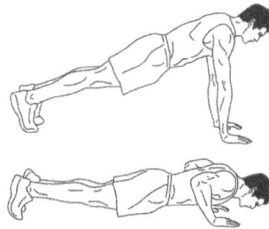

10 pompes

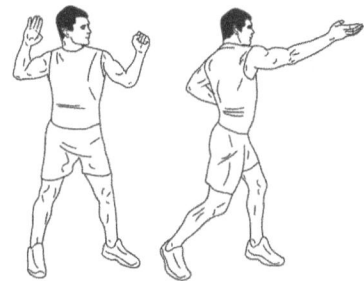

20 « coups de couteau »

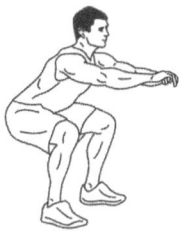

10-count squat

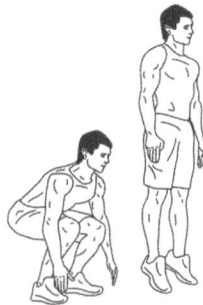

10 squats sautés

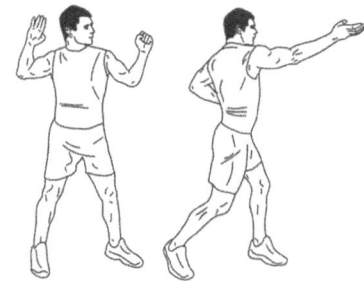

20 « coups de couteau »

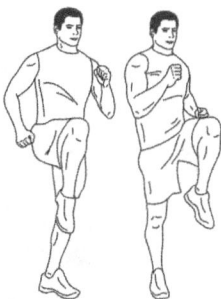

10 levées de genoux

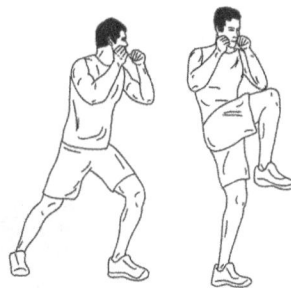

10 coups de genou

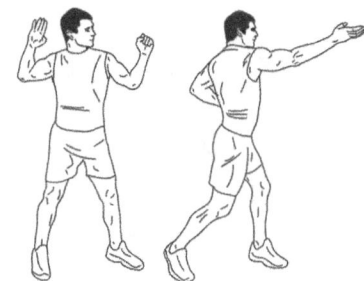

20 « coups de couteau »

43 Into The Fire

Combinant un certain nombre de mouvements de lutte contre la gravité et de mouvements de combat, Into The Fire est un entraînement conçu pour défier la force, l'endurance et la coordination. Il s'agit d'un entraînement de niveau de difficulté IV, ce qui signifie qu'il ne convient pas vraiment à ceux qui débutent en fitness ou à ceux qui reviennent d'une longue pose, mais cela devrait certainement être dans votre « liste à faire ».

OBJECTIF : BRÛLE-GRAISSE & HIIT

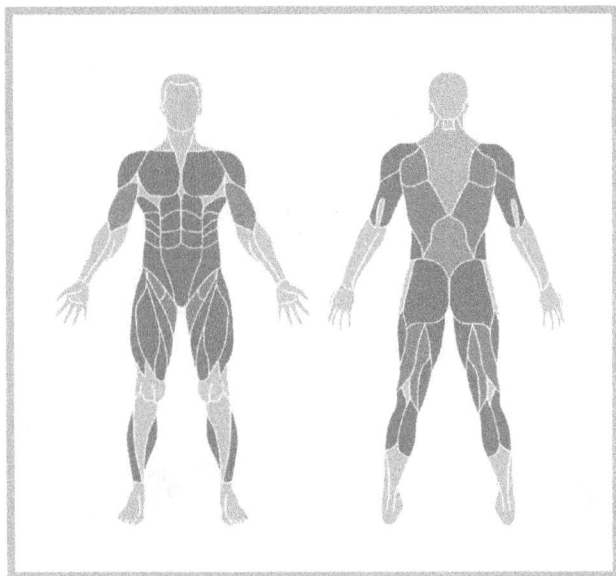

INTO THE FIRE

DAREBEE HIIT WORKOUT © darebee.com

Niveau I 3 sets **Niveau II** 5 sets **Niveau III** 7 sets | 2 min de repos

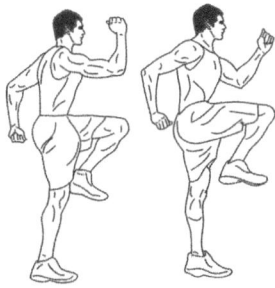

30sec pas de marche

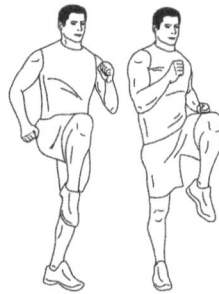

15sec levées de genoux

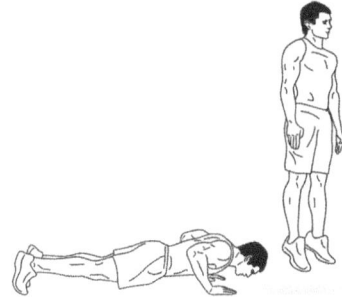

15sec burpees

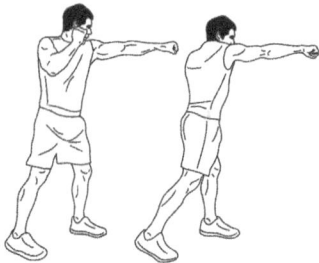

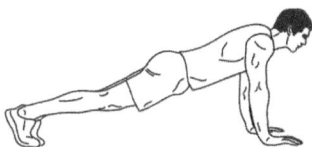

30sec coups de poing

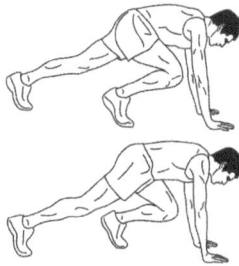

15sec grimpeurs

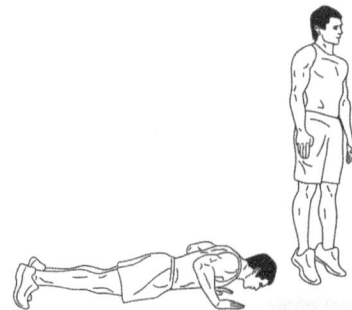

15sec burpees

30sec planche

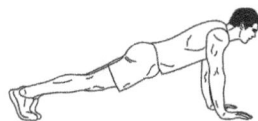

15sec toucher-épaules

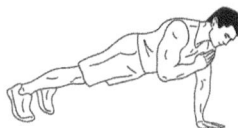

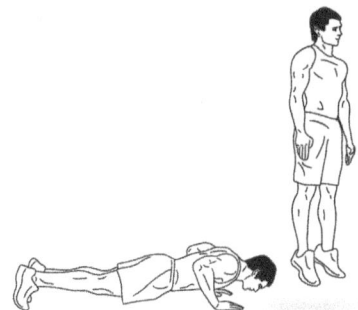

15sec burpees

Lady Knight

Réveillez le guerrier à l'intérieur de vous avec l'entraînement Lady Knight. Allez-y lentement et concentrez-vous sur la technique d'exécution pour celui-ci - assurez-vous que votre genou atteint presque le sol lorsque vous effectuez des fentes.

OBJECTIF : FORCE & TONIFICATION

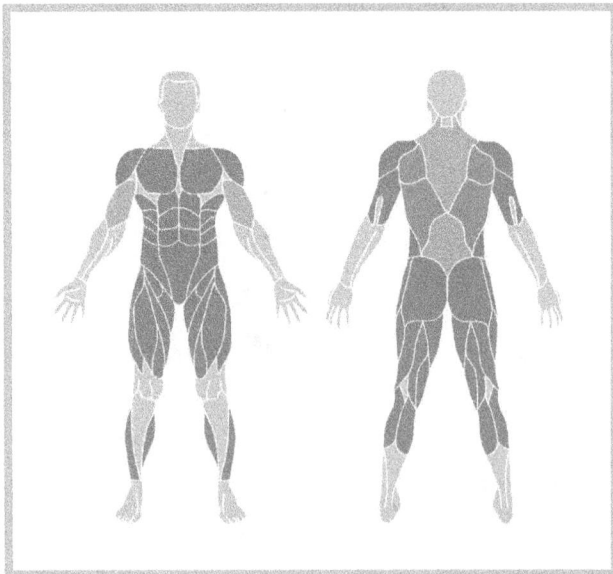

Lady Knight

DAREBEE WORKOUT
© darebee.com

Niveau I 3 sets
Niveau II 5 sets
Niveau III 7 sets
2 minutes de repos

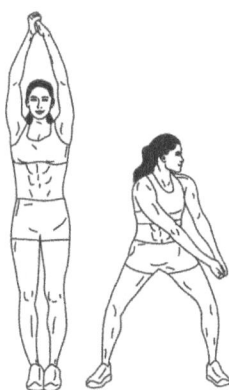

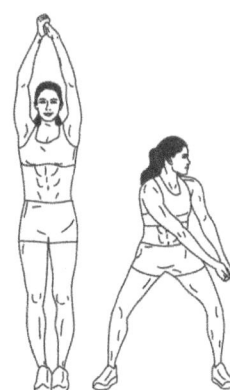

20 frappes de bûcheron

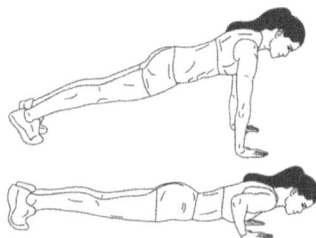

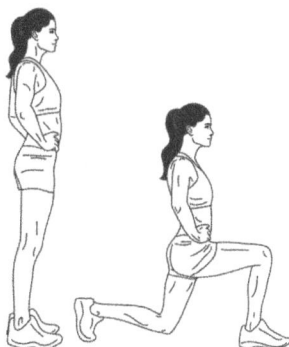

6 pompes

20 frappes de bûcheron

6 fentes

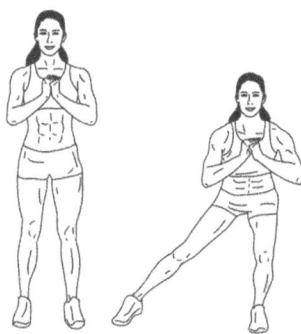

6 fentes latérales

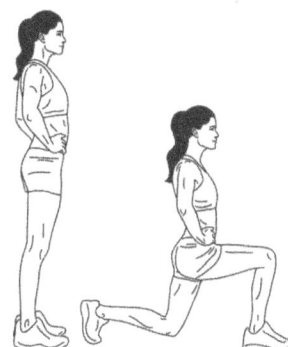

6 fentes

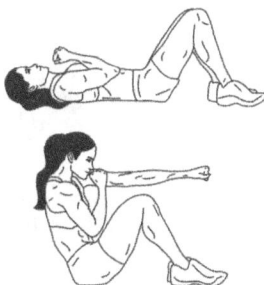

6 levées du buste
avec coup de poing

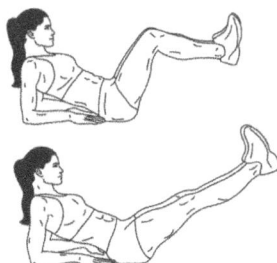

6 crunchs rameur

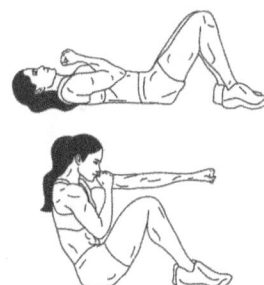

6 levées du buste
avec coup de poing

45 Lean & Mean

Il y a quelque chose dont vous avez besoin pour maigrir: un entraînement à haute combustion qui fera travailler de grands groupes musculaires vous obligera à consommer beaucoup d'oxygène et vous amènera rapidement dans la zone de sudation. Ainsi que des exercices qui continuent d'appliquer une charge sur vos muscles et leur combinaison qui vous obligent à recruter un grand nombre de groupes musculaires. Lean and Mean combine tout cela. Il vous suffit maintenant de passer à travers cette épreuve.

OBJECTIF : BRÛLE-GRAISSE

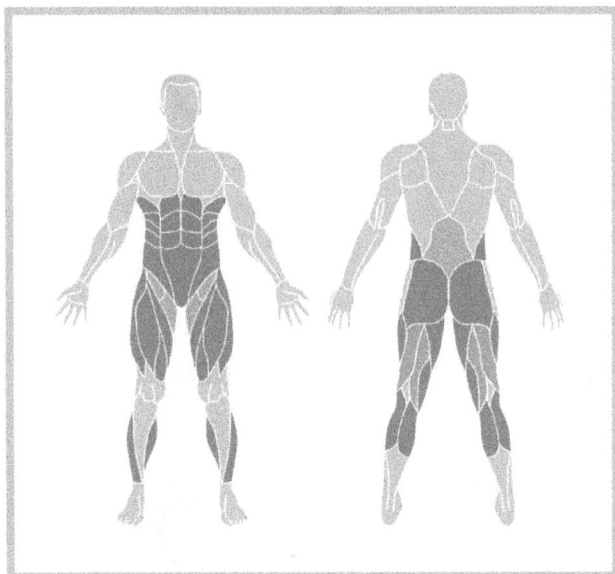

LEAN & MEAN

DAREBEE WORKOUT © darebee.com

NIVEAU I 3 sets **NIVEAU II** 5 sets **NIVEAU III** 7 sets **REPOS** jusqu'à 2 min

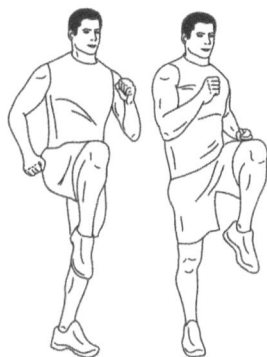

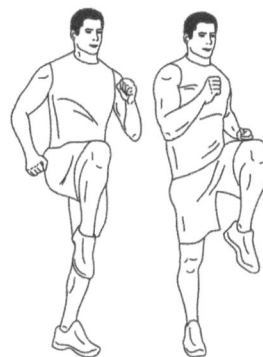

20 levées de genoux   **20** grimpeurs   **20** levées de genoux

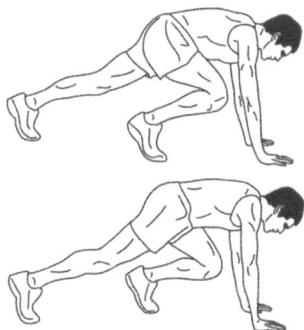

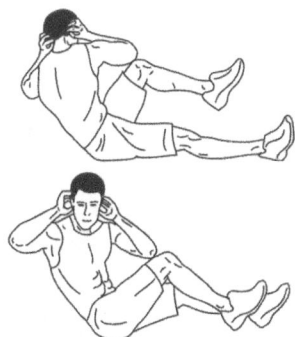

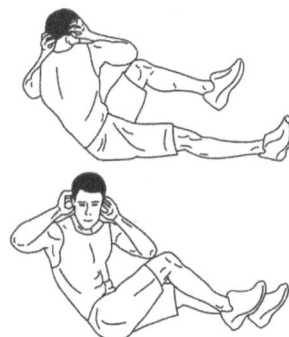

10 genou-au-coudes   **10** levées de jambes   **10** genou-au-coudes

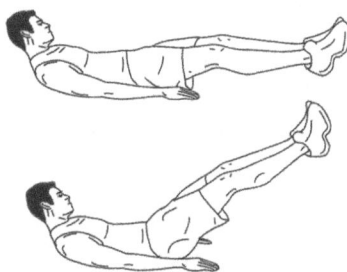

46 Live Long

Nous savons maintenant que l'exercice est la clé d'une vie plus longue
et plus saine. Pour vivre longtemps et, espérons-le, prospérer, ajoutez
un minimum de 15 minutes d'exercice cardiovasculaire à votre journée.
Tout cela s'additionne et fait finalement une grande différence dans votre
apparence et votre sensation. Parcourez le circuit aussi vite que possible,
reprenez votre souffle et recommencez.

OBJECTIF : FORCE & TONIFICATION

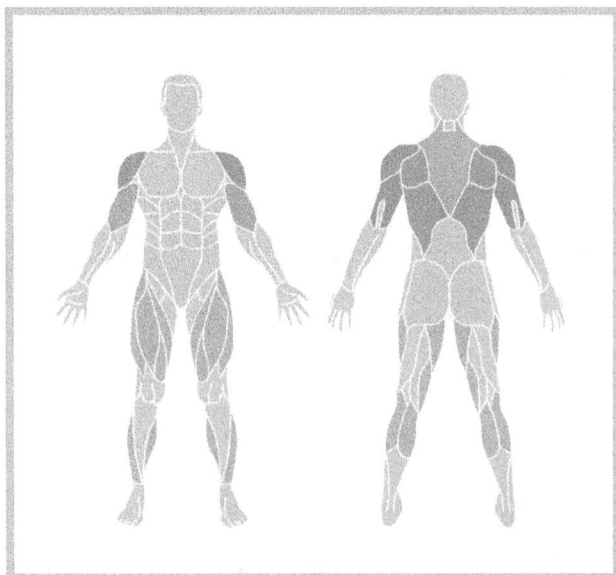

LIVE LONG

DAREBEE WORKOUT
© darebee.com

Niveau I   3 sets
Niveau II 5 sets
Niveau III 7 sets
2 minutes de repos

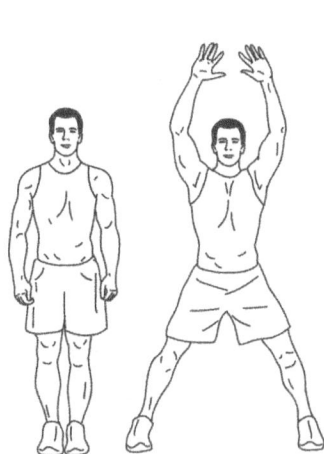

10 jumping jacks

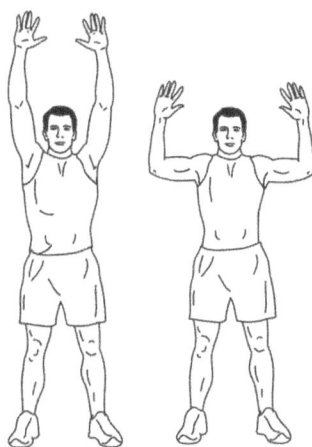

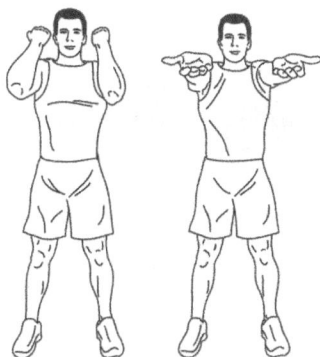

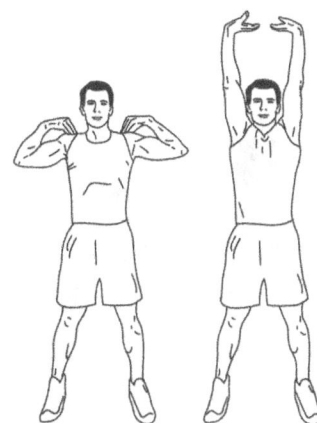

20 W-extensions debout

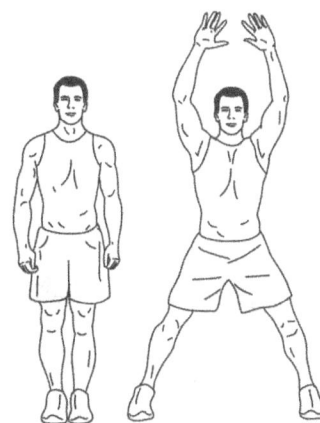

10 jumping jacks

20 extensions biceps

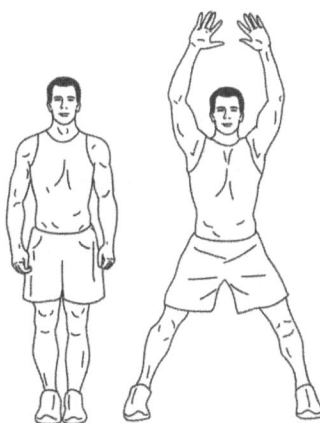

10 jumping jacks

20 toucher-épaules

47 Lunch

Earn Your Lunch est un entraînement rapide mais intense que vous pouvez littéralement faire avant votre déjeuner (ou pendant votre pause déjeuner). La meilleure partie? Vous n'aurez besoin que de 10 minutes au total (y compris les pauses!). Vous pouvez y aller à votre rythme mais - si vous le pouvez et si l'environnement le permet - allez-y à fond!

OBJECTIF : BRÛLE-GRAISSE

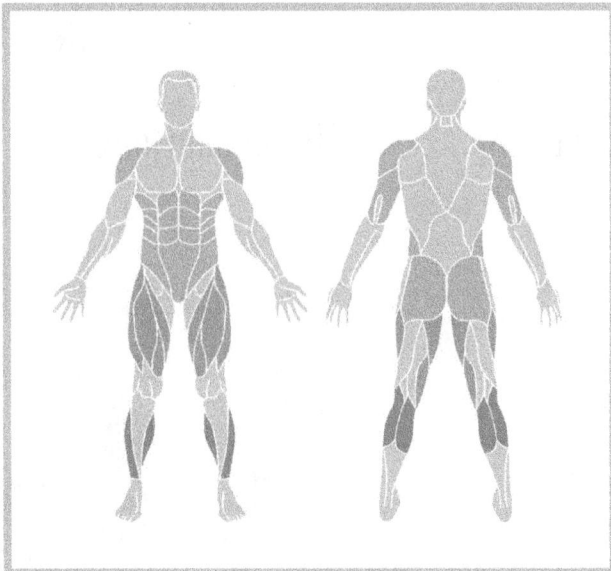

EARN YOUR
LUNCH
WORKOUT

by DAREBEE © darebee.com

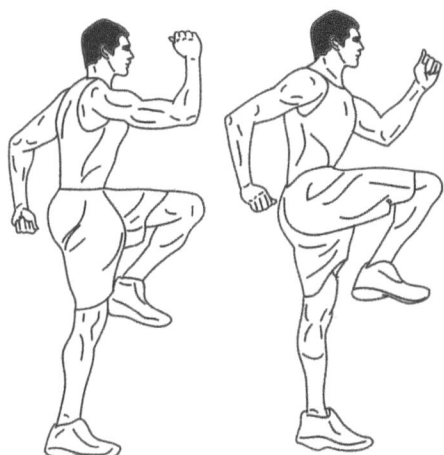

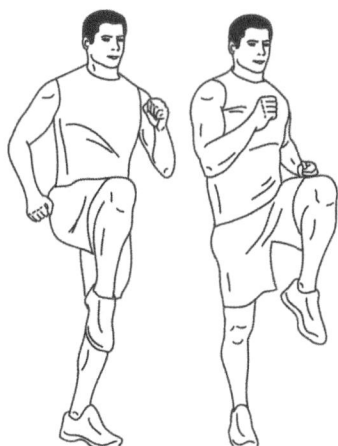

1 minute marche (échauffement)

1 minute levées de genoux

1 minute repos

1 minute levées de genoux

1 minute repos

1 minute levées de genoux

1 minute repos

1 minute levées de genoux

1 minute repos

1 minute levées de genoux

finish

48 Make My Day

Si vous voulez vous déplacer rapidement, vous battre avec une efficacité dévastatrice, alors vous devez soit déménager sur une planète avec une gravité plus faible, soit réduire la masse de votre corps, vous rendant ainsi plus léger. L'entraînement Make My Day fait exactement cela, en vous faisant vous sentir plus léger. Des exercices successifs écrasent votre poids contre la gravité et vous finissez par avoir le souffle coupé. Cela ne convient pas aux débutants. Là encore, si vous avez lu jusqu'ici, vous n'êtes probablement pas un débutant.

OBJECTIF : BRÛLE-GRAISSE

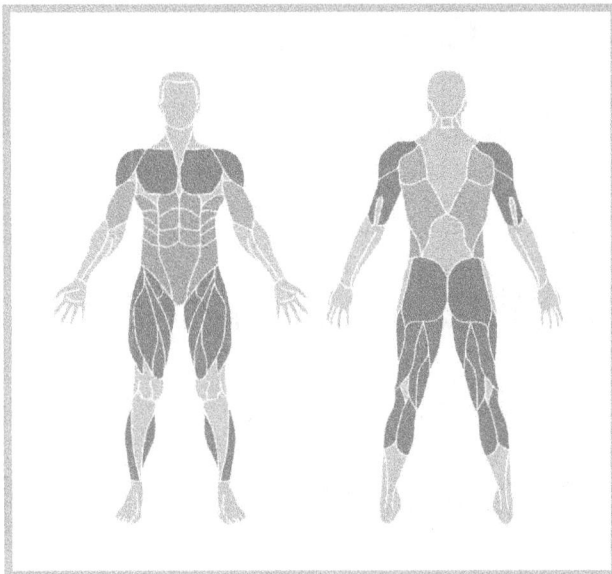

GO AHEAD
MAKE
MY DAY

DAREBEE WORKOUT
© darebee.com
NIVEAU I 3 sets
NIVEAU II 5 sets
NIVEAU III 7 sets
jusqu'à 2 minutes
de repos entre les sets

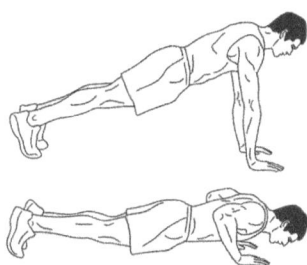

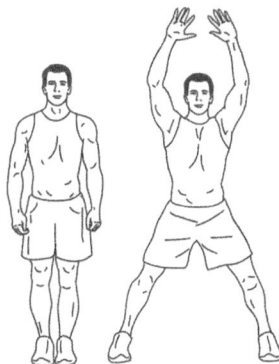

2 pompes   **10** jumping jacks   **2** pompes

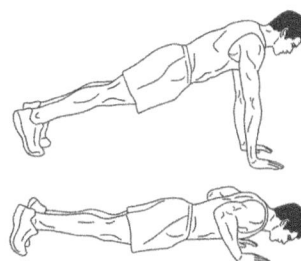

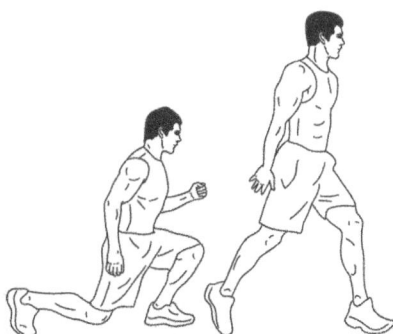

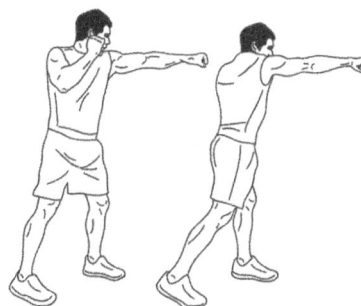

10 fentes sautées   **2** pompes   **10** coups de poing

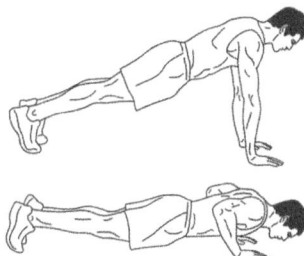

49 Micro Shred

Les abdos sont là pour être travaillés fréquemment, à un niveau accessible. Micro Shred n'est qu'un entraînement de niveau de difficulté II, mais ajoutez-le aux routines auxquelles vous allez lorsque vous n'êtes pas préoccupé par la découverte des limites de vos capacités physiques. Vous ressentirez la différence qu'il fera pour vos abdominaux et votre core.

OBJECTIF : ABDOS

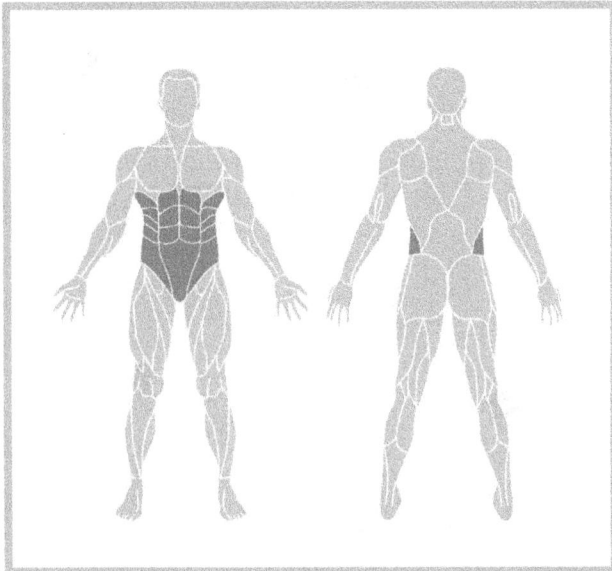

MICRO SHRED

WORKOUT by DAREBEE © darebee.com

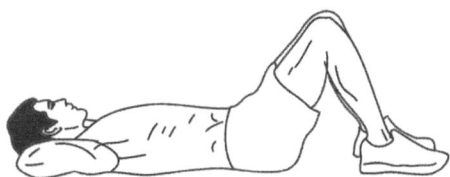

20 crunchs

10 levées de jambes

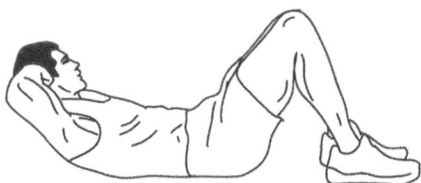

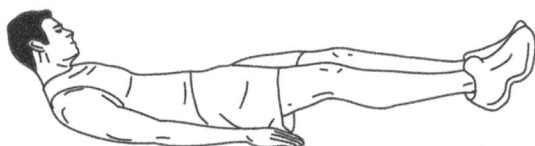

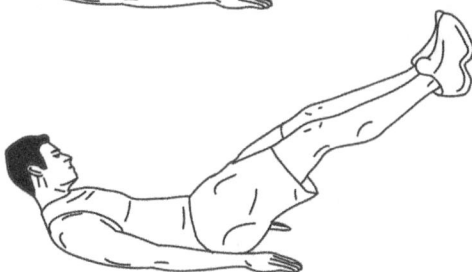

20 crunchs

10 levées de jambes

20 crunchs

10 levées de jambes

20 crunchs

10 levées de jambes

20 crunchs

10 levées de jambes

finish

50 Monkey!

Grimpez, sautez et donnez des coups de pied comme si vous étiez coincé sous une montagne pendant 500 ans. Libérez votre corps et vos muscles et revenez à l'action. Essayez de passer des grimpeurs aux burpees et de revenir aux grimpeurs à la volée, sans pause.

OBJECTIF : COMBAT

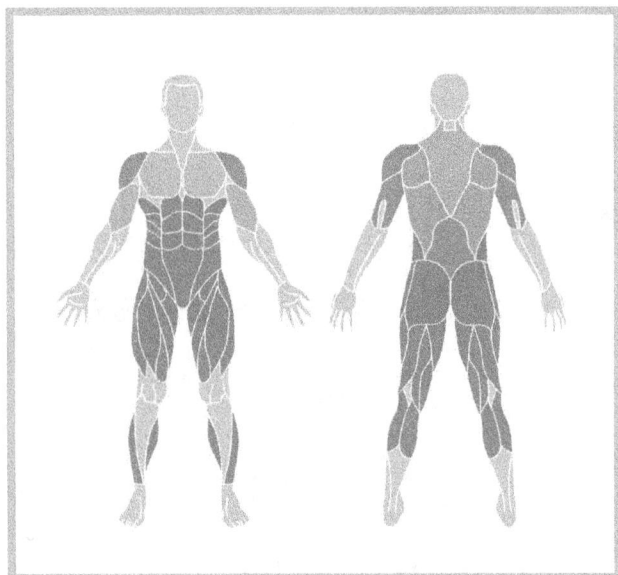

MONKEY!

DAREBEE WORKOUT © darebee.com

NIVEAU I 3 sets **NIVEAU II** 5 sets **NIVEAU III** 7 sets **REPOS** jusqu'à 2 min

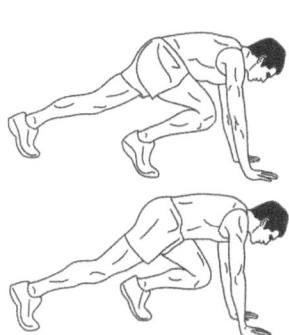

10 grimpeurs

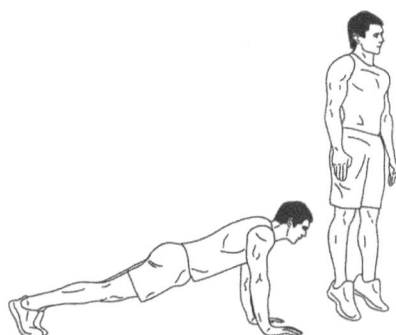

10 burpees basiques

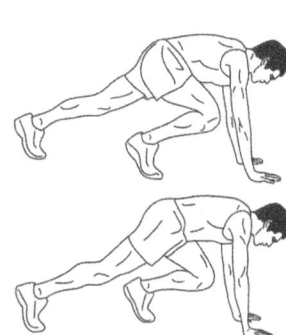

10 grimpeurs

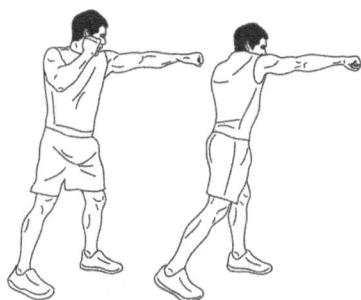

20 coups de poing

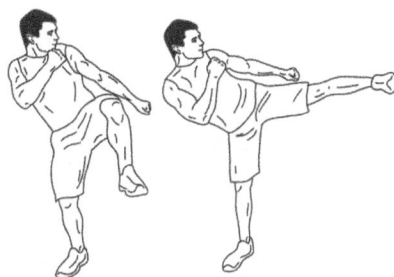

20 coups de pied de côté

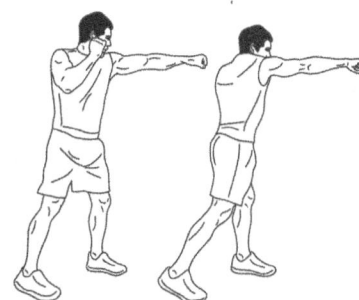

20 coups de poing

51 Monster Inside

Monster Inside est un entraînement de force qui utilise le propre poids du corps pour produire une série d'exercices conçus pour travailler pratiquement tous les muscles du corps, sauf le dos. Les jours où vous ne voulez rien d'autre qu'une séance d'entraînement qui vous aide à perfectionner votre force physique et crée la base de futures progressions, c'est la routine d'exercice idéale.

OBJECTIF : FORCE & TONIFICATION

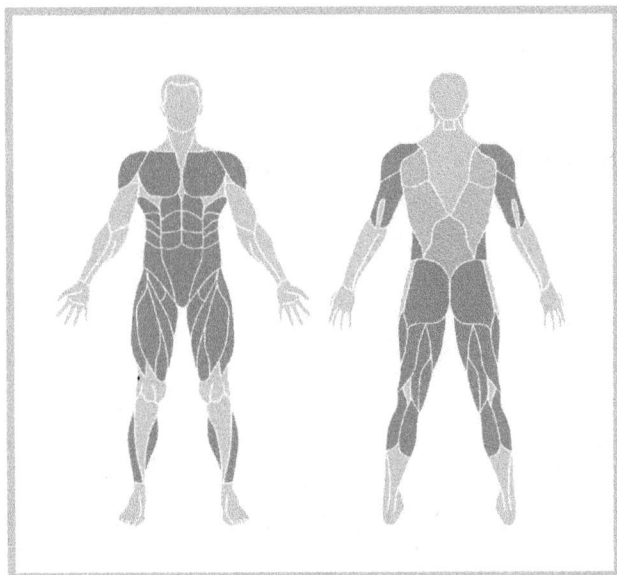

MONSTER INSIDE

DAREBEE WORKOUT © darebee.com

2 min de repos entre les exercices

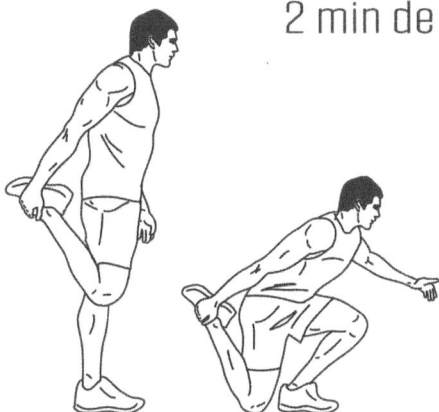

20 shrimp squats **x 3 sets** au total
20 sec de repos entre les sets

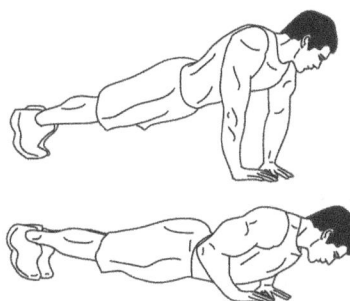

12 pompes prise serrée
x 3 sets au total | 20 sec de repos

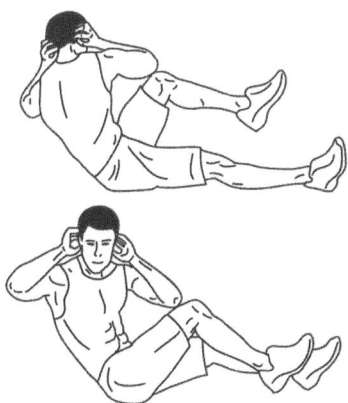

20 genou-au-coude crunchs
x 3 sets au total | 20 sec der epos

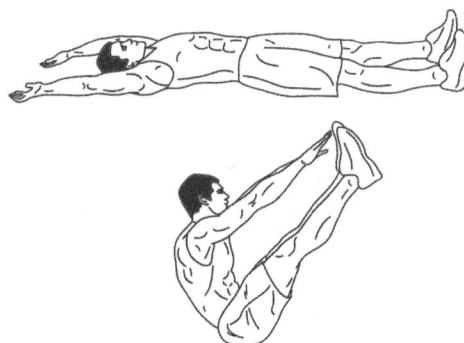

12 V-ups **x 3 sets** au total
20 sec de repos entre les sets

52 Morning Stretch

Les étirements aident à revitaliser les tendons et les muscles, augmentent la flexibilité, peuvent prévenir les blessures et conduisent en fait à une plus grande force. L'entraînement Morning Stretch fait partie de ces «petites» routines qui vous aident à devenir imparable et à rester ainsi.

OBJECTIF : BIEN ÊTRE

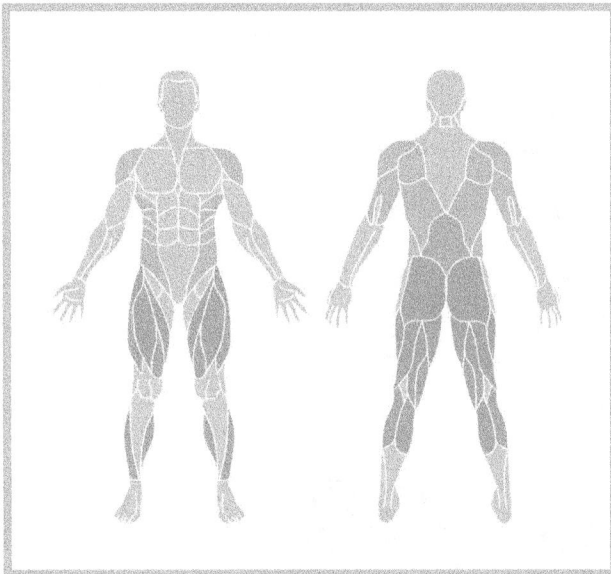

morning stretch

by DAREBEE
© darebee.com
30 secondes pour chaque étirement

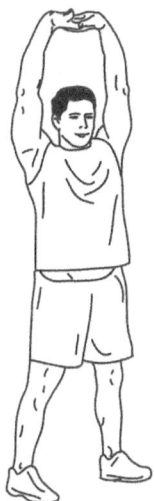

épaules #1

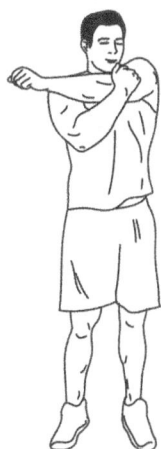

épaules #2

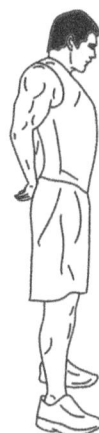

haut du dos

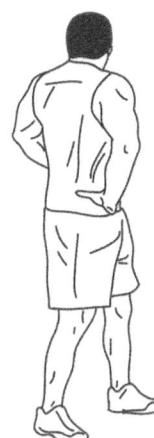

core

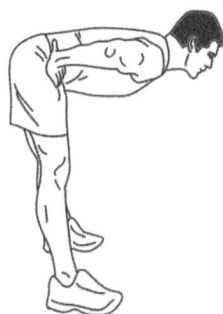

tendons

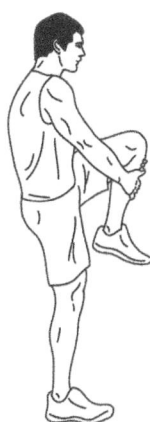

fessiers

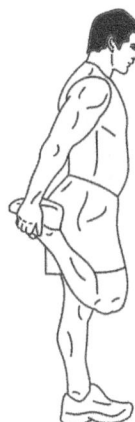

quadriceps

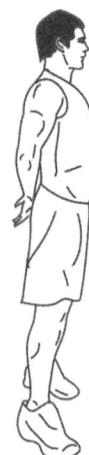

talons levés

53 Nix

Si vous êtes prêt à tester votre capacité pulmonaire, votre capacité aérobie, votre taux de récupération et votre endurance, alors bienvenue à l'entraînement The Nix. Faire bouger de grands groupes musculaires de manière explosive et à plusieurs reprises est une garantie d'utiliser tout le carburant à bord stocké dans les muscles et dans le sang et d'activer le cycle de Krebs pour vous donner une brûlure satisfaisante. Il s'agit d'un entraînement de niveau de difficulté V, ce qui signifie qu'il n'est pas vraiment adapté aux débutants. Mais c'est définitivement le genre d'entraînement que vous voulez conquérir un jour.

OBJECTIF : BRÛLE-GRAISSE

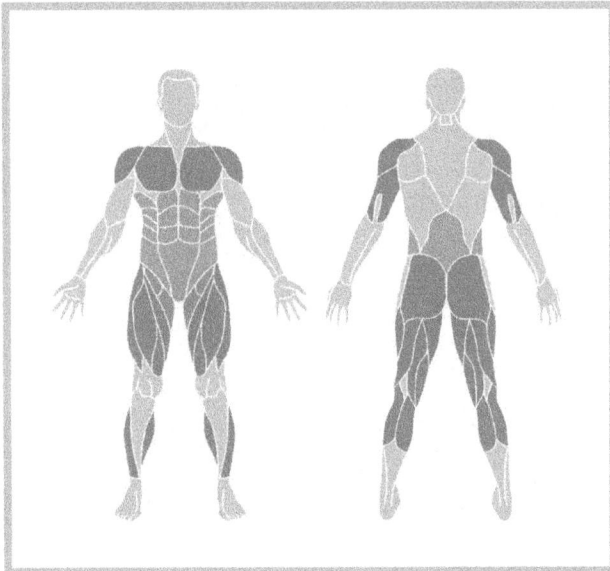

The Nix

DAREBEE WORKOUT © darebee.com

NIVEAU I 3 sets **NIVEAU II** 5 sets **NIVEAU III** 7 sets **REPOS** jusqu'à 2 min

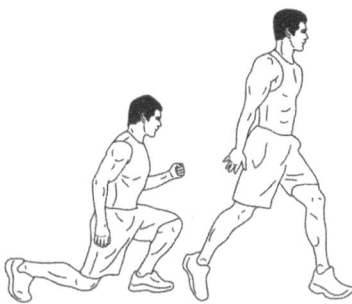

20 fentes sautées   **40** levées de genoux   **20** fentes sautées

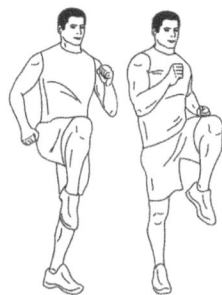

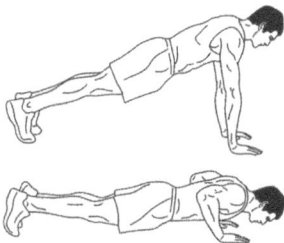

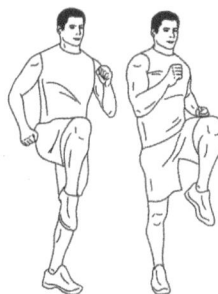

20 pompes   **40** levées de genoux   **20** pompes

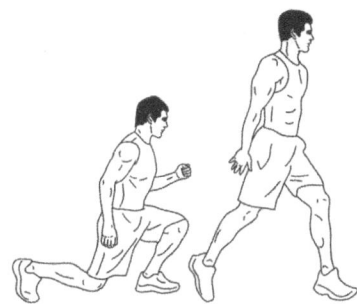

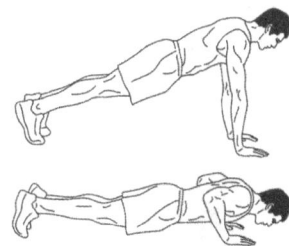

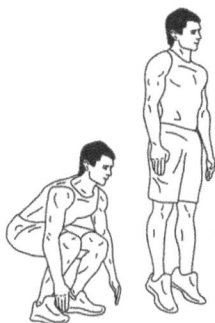

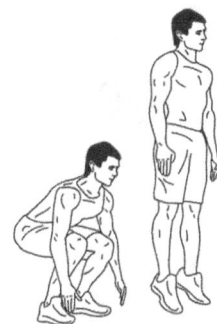

20 squats sautés   **40** levées de genoux   **20** squats sautés

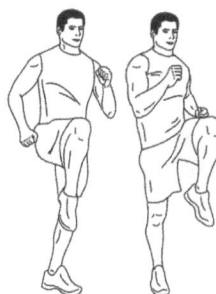

54 No Surrender

Vous savez que le moment où vous obtenez un entraînement appelé No Surrender est vraiment un défi car la capitulation est ce que vous voulez faire ensuite. Résistez à la fatigue pour augmenter et maintenir votre rendement tout au long de chaque session.

OBJECTIF : BRÛLE-GRAISSE

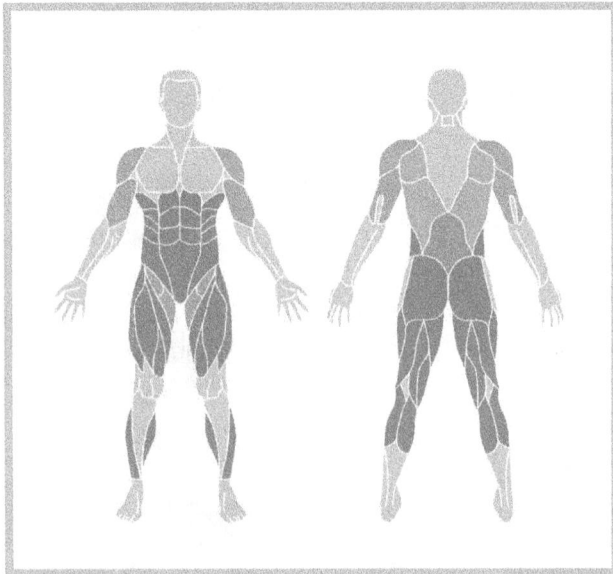

NO SURRENDER

DAREBEE HIIT WORKOUT © darebee.com

Niveau I 3 sets **Niveau II** 5 sets **Niveau III** 7 sets | 2 min de repos

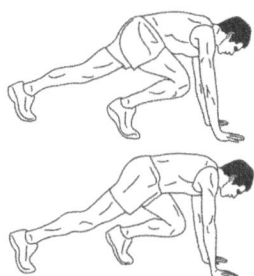

20sec grimpeurs

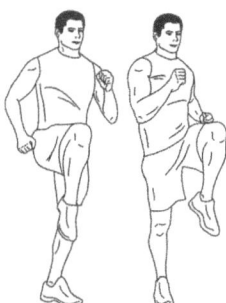

20sec levées de genoux

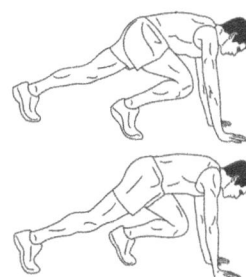

20sec grimpeurs

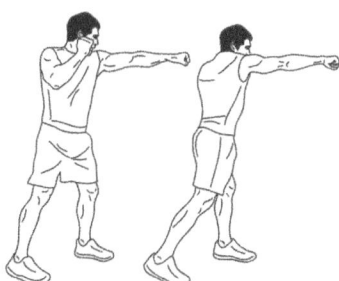

20sec coups de poing

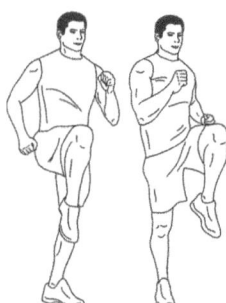

20sec levées de genoux

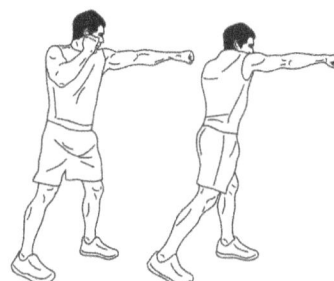

20sec coups de poing

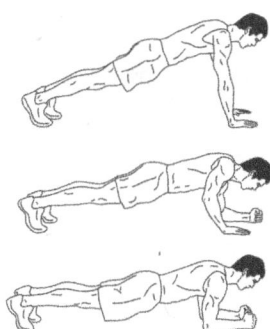

20sec planche dynamique

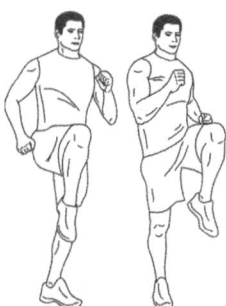

20sec levées de genoux

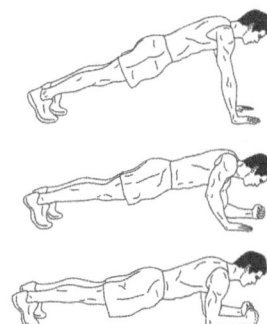

20sec planche dynamique

55   Odyssey

L'Odyssée a mis dix ans et beaucoup de lutte personnelle pour parvenir à son but. Heureusement, l'entraînement Odyssey est conçu pour vous entraîner à y arriver un peu plus vite. Et aussi dur que cela puisse paraître, la lutte personnelle n'a rien à voir avec son homonyme.

OBJECTIF : FORCE & TONIFICATION

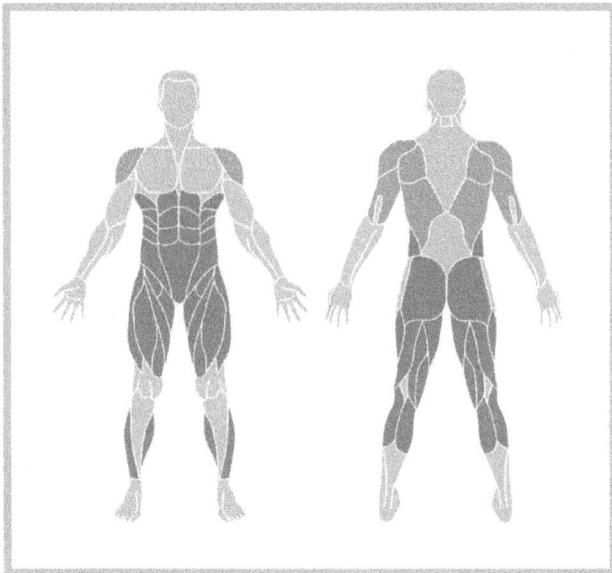

THE ODYSSEY

Niveau I 3 sets **Niveau II** 5 sets **Niveau III** 7 sets | 2 min de repos

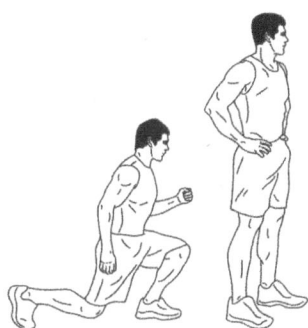

20sec fentes inversées

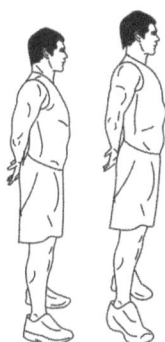

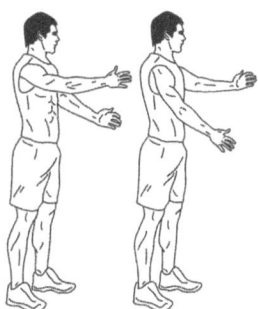

20sec talons levés

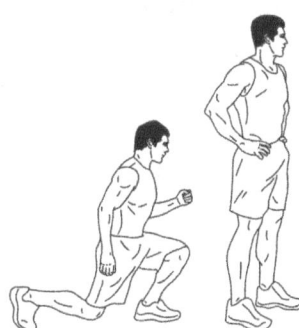

20sec fentes inversées

20sec ciseaux à la verticale

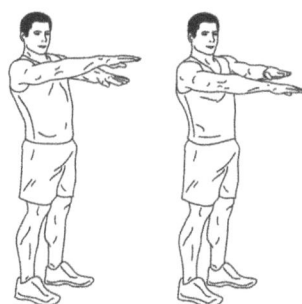

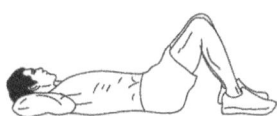

20sec ciseaux à l'horizontale

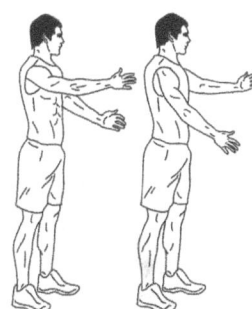

20sec ciseaux à la verticale

20sec crunchs

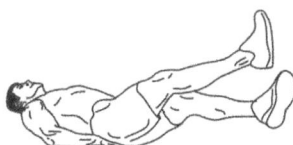

20sec ciseaux

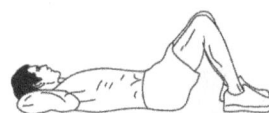

20sec crunchs

56 Off Day

Les jours où tout ce que vous voulez vraiment faire est de rester au lit et de regarder Netflix, vous avez vraiment besoin de faire bouger votre corps et de faire circuler votre sang. Il y a de nombreuses raisons pour lesquelles vous devriez le faire, à la fois mentales et physiques, mais nous ne les aborderons pas ici. L'entraînement Off Day est ce dont vous avez besoin. Il est facile à faire. Il cible tout le corps. Cela ne vous épuisera pas. Cela vous empêchera de perdre une partie précieuse de votre forme physique et de votre motivation.

OBJECTIF : FORCE & TONIFICATION

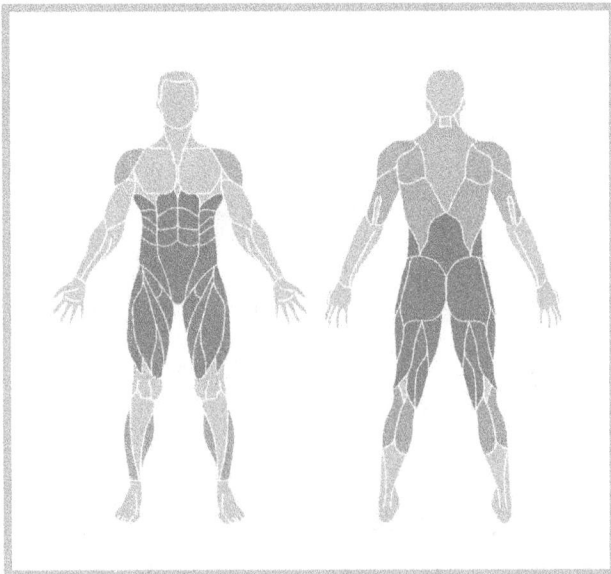

OFF DAY

DAREBEE WORKOUT © darebee.com

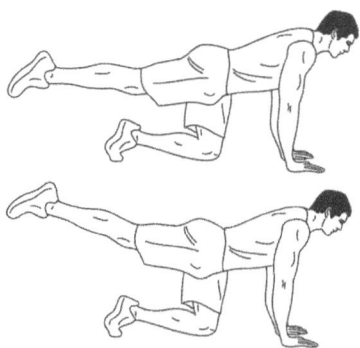

40 battements de jambe
changez de côté et répétez

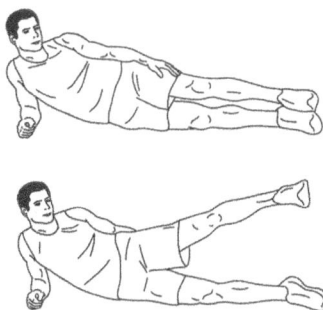

40 levées latérales de jambe
changez de côté et répétez

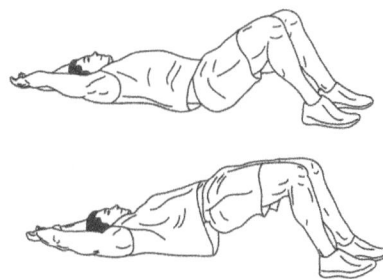

10 ponts x **4 sets**
30 sec de repos

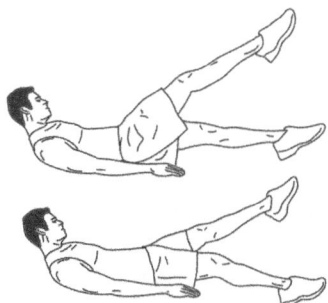

10 battements x **4 sets**
30sec de repos

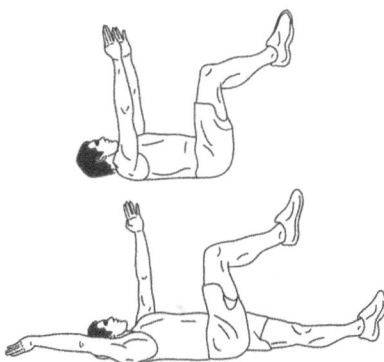

10 insecte mort x **4 sets**
30sec de repos

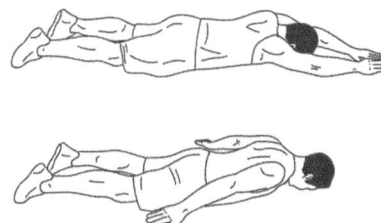

10 ange de neige inversé x **4 sets**
30sec de repos

57   One-Minute

Une minute suffit pour toucher tous les bons groupes musculaires si l'intensité de l'entraînement est suffisamment élevée. L'entraînement d'une minute vous oblige à aller à fond pendant chacun des exercices, en minimisant les temps d'arrêt lorsque vous passez de l'un à l'autre. Bien que ce ne soit peut-être pas un entraînement vraiment difficile, c'est néanmoins un entraînement qui poussera tous les bons boutons «Get Fitter».

OBJECTIF : BRÛLE-GRAISSE

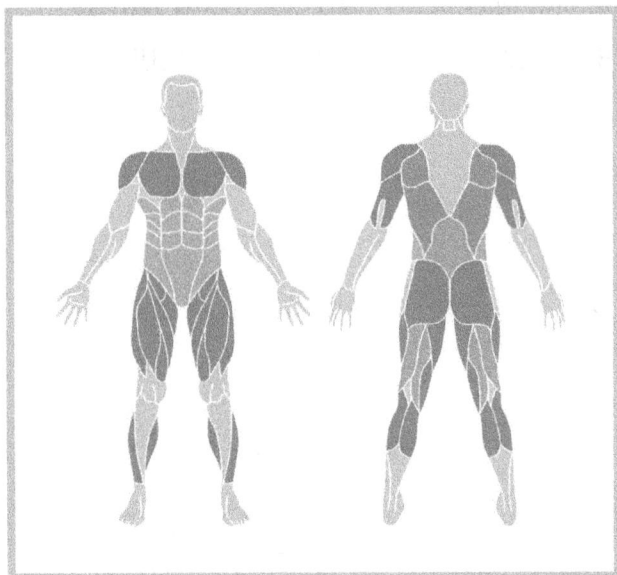

ONE-MINUTE
WORKOUT

BY DAREBEE © darebee.com

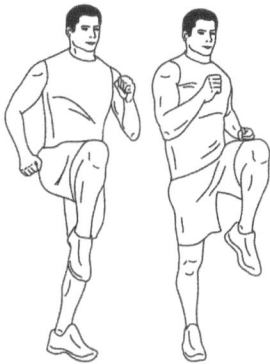

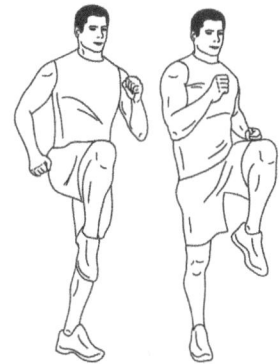

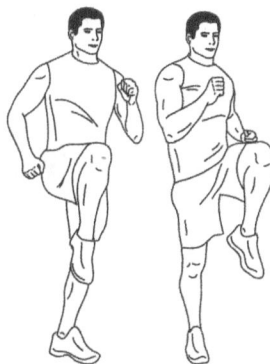

10sec levées de genoux   **10sec** burpees   **10sec** levées de genoux

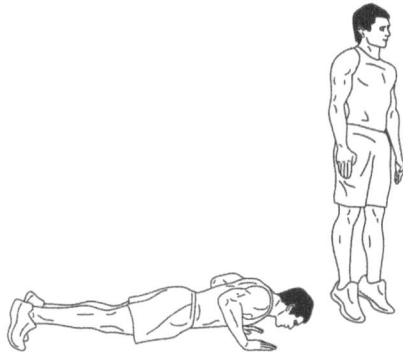

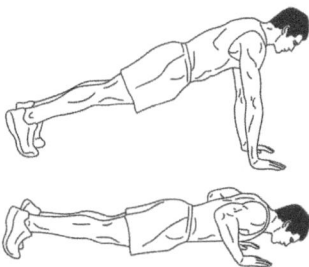

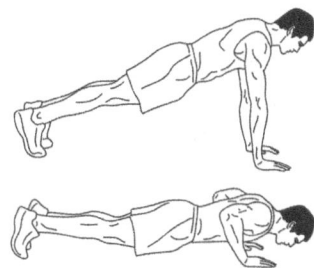

10sec pompes   **10sec** levées de genoux   **10sec** pompes

58 Onna Bugeisha

Manifestez votre samouraï intérieur avec l'entraînement Onna-Bugeisha. C'est une routine coriace, mais vous aussi. C'est votre chance d'être audacieux, sans peur, d'être tout simplement exceptionnel ! N'ayez pas peur de mettre de la puissance à vos coups de pied et vos coups de poing lorsque vous parcourez le circuit.

OBJECTIF : COMBAT

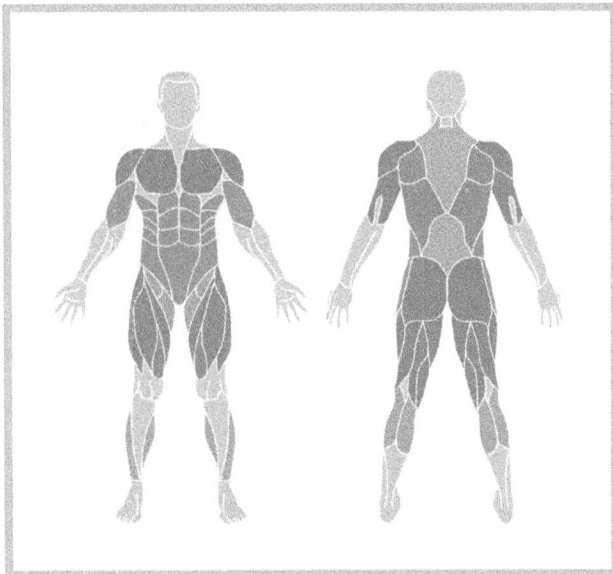

ONNA BUGEISHA

DAREBEE WORKOUT © darebee.com

NIVEAU I 3 sets **NIVEAU II** 5 sets **NIVEAU III** 7 sets **REPOS** jusqu'à 2 min

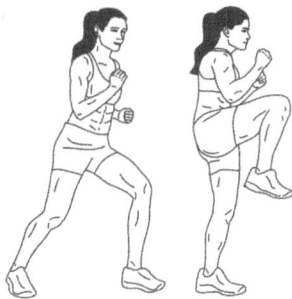

30 coups de genoux

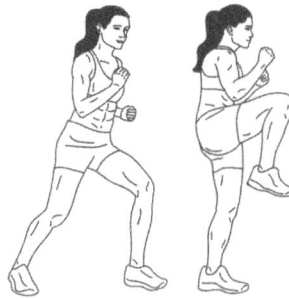

30combos coup de genou + coup de coude

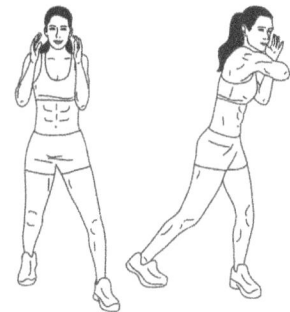

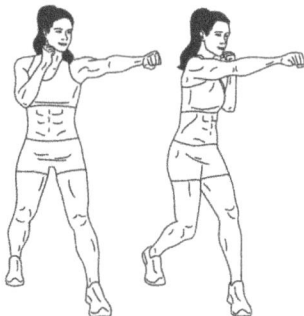

30 coups (jab + cross)

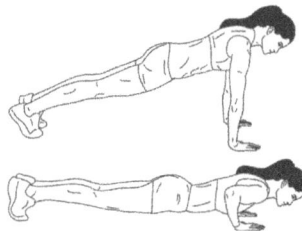

30combos pompe + jab + cross

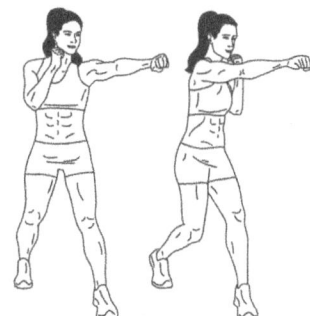

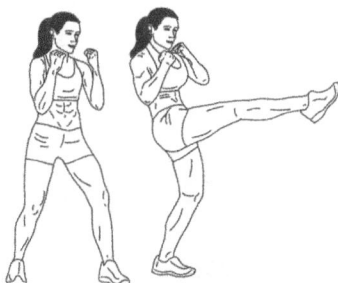

30 coups de pied de face

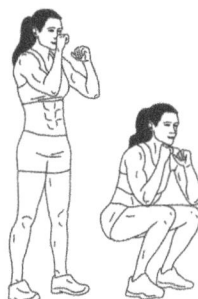

30combos squat + coup de pied de face

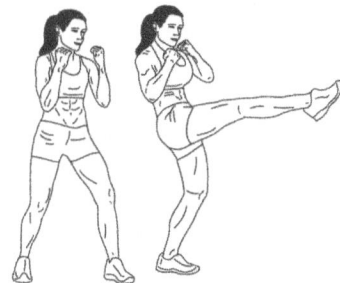

59 Outlaw

Outlaw réunit des mouvements de combat, d'abdos et de musculation. Il vous fera transpirer mais ne vous poussera pas en aérobie. Il n'est pas fait pour cela. Allez lentement et régulièrement dans chaque mouvement, faites attention à la technique et utilisez les muscles dans toute leur amplitude de mouvement. Le résultat final est un entraînement contrôlé et équilibré qui vous aide à être à votre avantage.

OBJECTIF : FORCE & TONIFICATION

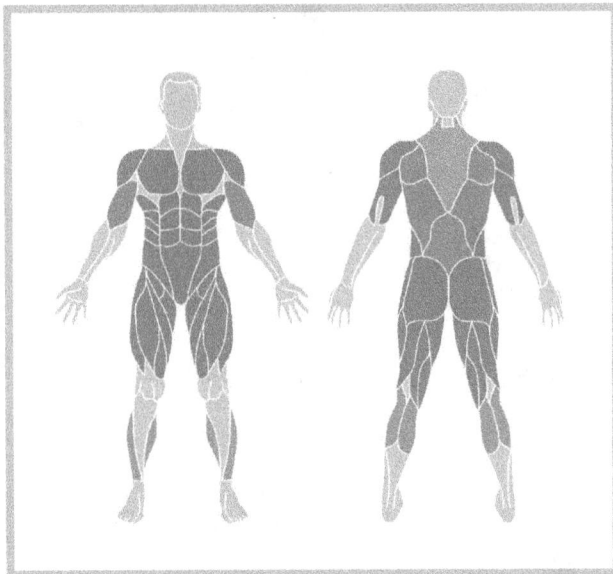

OUTLAW

DAREBEE WORKOUT © darebee.com

NIVEAU I 3 sets **NIVEAU II** 5 sets **NIVEAU III** 7 sets **REPOS** jusqu'à 2 min

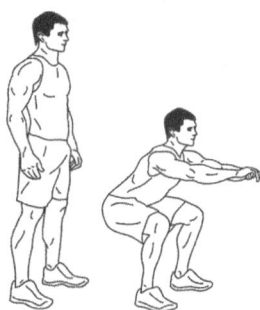

15 squats

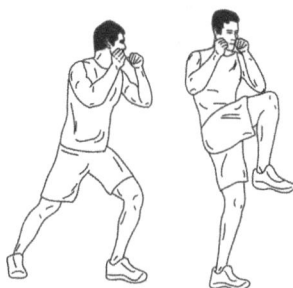

30 coups de genoux

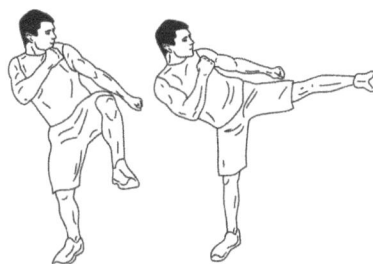

30 coups de pied de côté

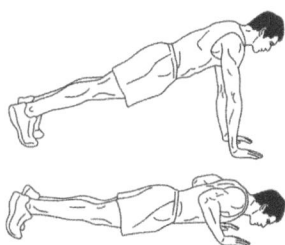

15 pompes

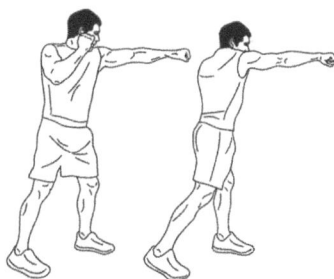

30 coups de poing

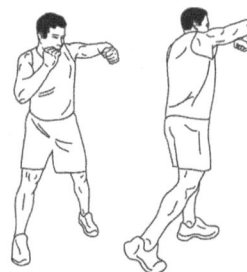

30 hooks

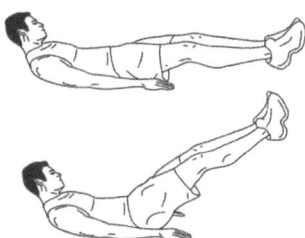

15 levées de jambes

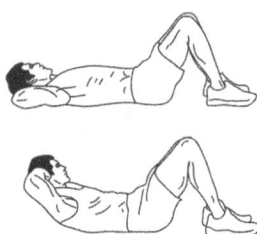

30 crunchs

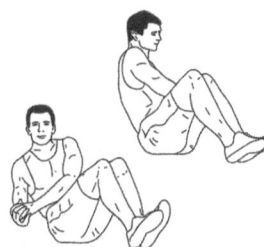

30 rotations russes

60 Overkill

Overkill est un entraînement à forte charge et au rythme rapide qui nécessite la minimisation de temps de transition entre les exercices afin que votre corps suive le mouvement lorsque vous passez de l'un à l'autre. Cela charge vos muscles, vos poumons et votre système cardiovasculaire, vous amène rapidement dans la zone de sudation et met au défi vos performances VO2 Max.

OBJECTIF : BRÛLE-GRAISSE

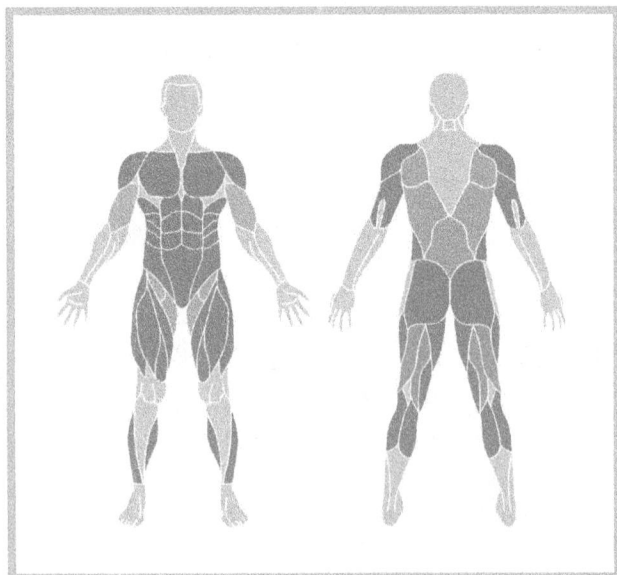

OVERKILL

DAREBEE WORKOUT © darebee.com

NIVEAU I 3 sets **NIVEAU II** 5 sets **NIVEAU III** 7 sets **REPOS** jusqu'à 2 min

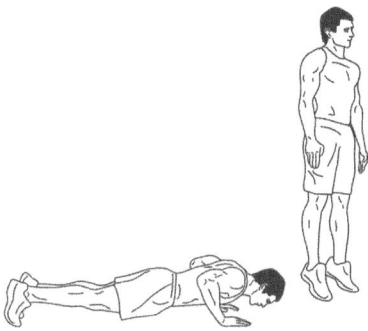

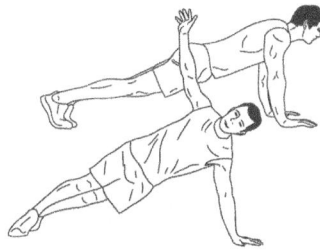

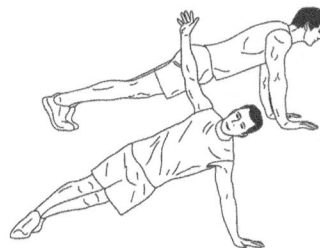

4 burpees   **10** rotations en planche   **4** burpees

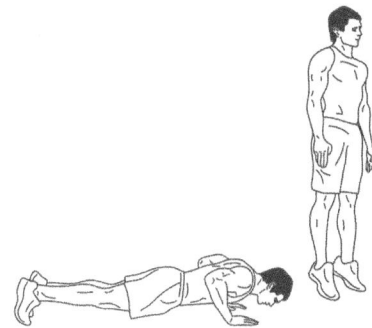

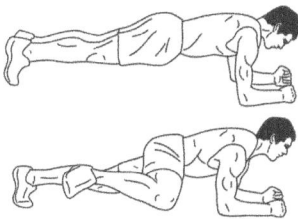

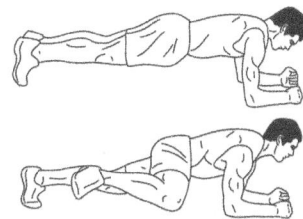

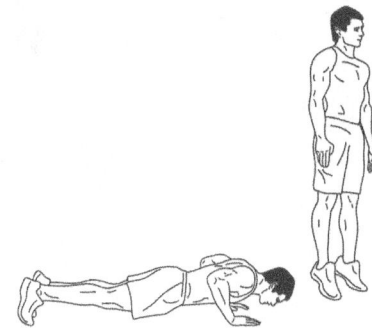

10 flexions de jambes   **4** burpees   **10** flexions de jambes

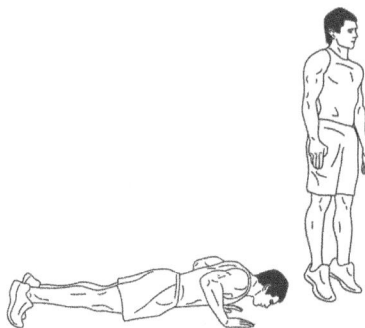

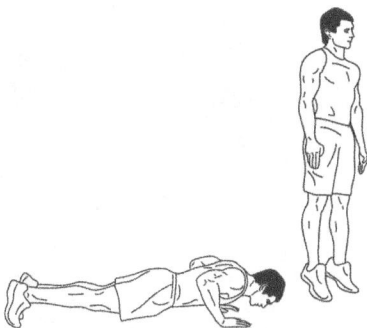

4 burpees   **10** rotations en planche   **4** burpees

61 Over The Rainbow

Surchargez vos muscles et essayez de garder votre équilibre ! C'est beaucoup plus difficile qu'il n'y paraît. Cet entraînement n'est pas seulement stimulant (et extrêmement efficace), il est aussi très amusant. Sautez par-dessus l'arc-en-ciel et voyez comment vous êtes bien. Vous pouvez changer de jambe pendant le Maintien en équilibre à mi-chemin ou vous pouvez changer de côté à chaque série - c'est à vous de décider!

OBJECTIF : BRÛLE-GRAISSE

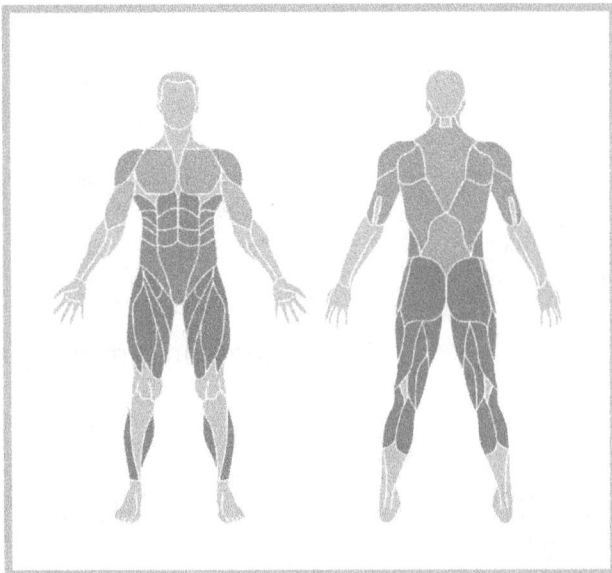

OVER the Rainbow

DAREBEE **HIIT** WORKOUT © darebee.com

Niveau I 3 sets **Niveau II** 5 sets **Niveau III** 7 sets | 2 min de repos

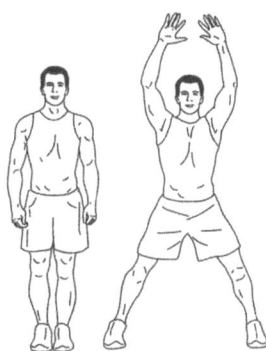

30sec jumping jacks   **10sec** fentes sautées   **20sec** maintien en équilibre #1

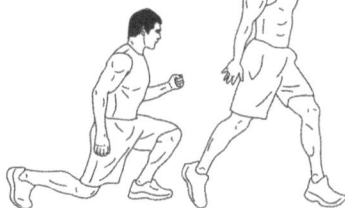

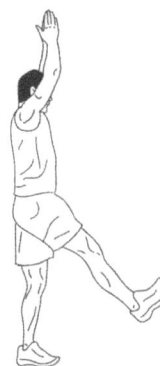

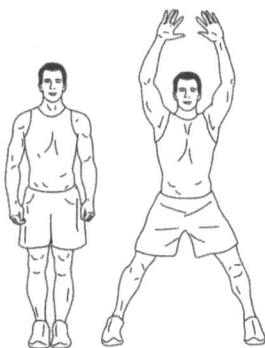

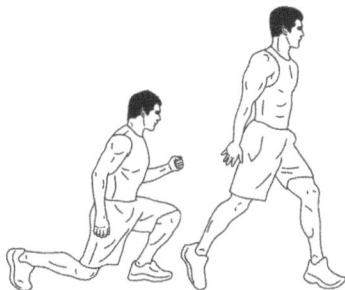

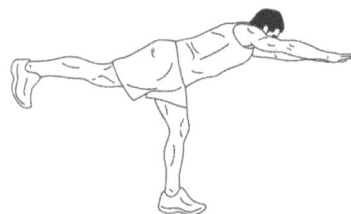

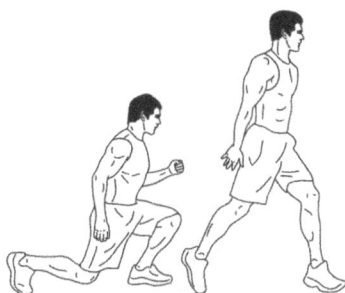

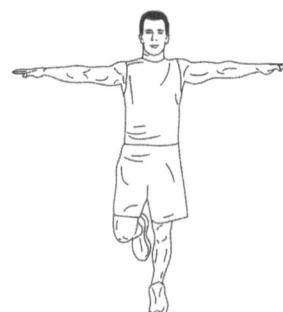

30sec jumping jacks   **10sec** fentes sautées   **20sec** maintien en équilibre #2

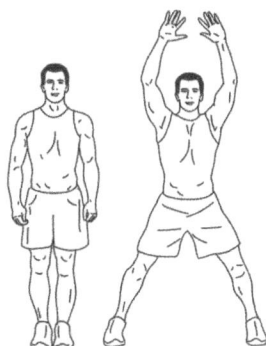

30sec jumping jacks   **10sec** fentes sautées   **20sec** maintien en équilibre #3

62 Pack A Punch

Par rapport à notre taille et à notre poids, le haut du corps est faible. C'est pourquoi il faut utiliser tout le corps pour mettre la puissance derrière nos coups. Avec ces exercices répétitifs, l'entraînement Pack A Punch vise à corriger le déséquilibre en vous aidant à développer les mouvements réflexifs. Idéal pour les jours où vous n'avez pas beaucoup de temps pour vous entraîner.

OBJECTIF : COMBAT & HAUT DU CORPS

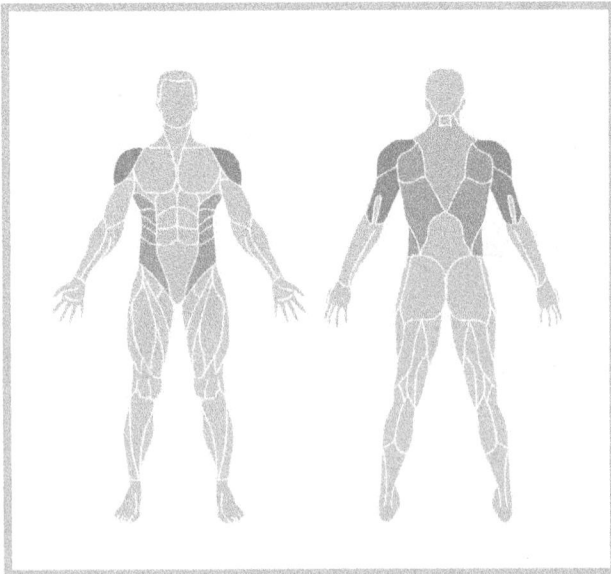

PACK A PUNCH

DAREBEE HIIT WORKOUT © darebee.com

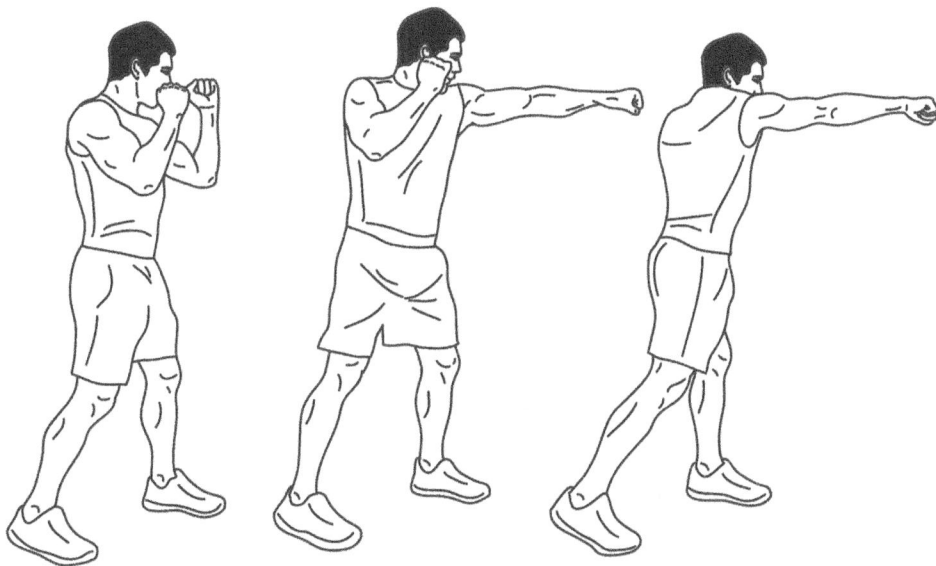

3min coups de poing

30sec repos

3min coups de poing

30sec repos

3min coups de poing

finish

63 Party Time

L'entraînement Party Time est parfait pour la récupération ou comme routine de repos actif quotidien. Tirez le meilleur parti de celui-ci en accélérant le rythme et en parcourant le circuit aussi vite que possible.

OBJECTIF : BRÛLE-GRAISSE

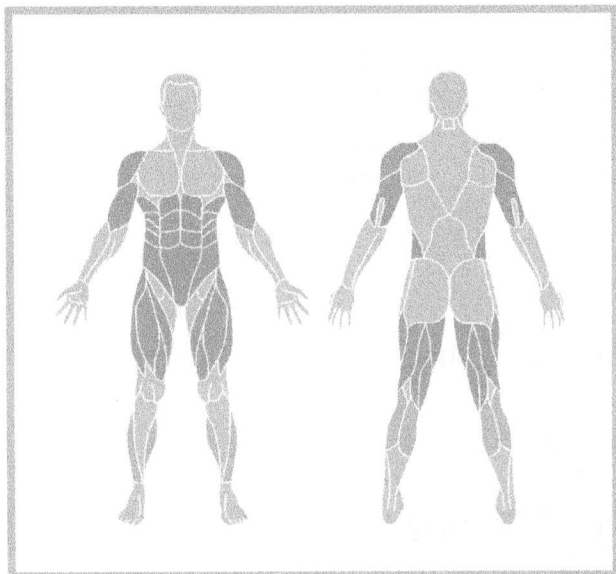

IT'S PARTY TIME

DAREBEE
WORKOUT
© darebee.com
NIVEAU I 3 sets
NIVEAU II 5 sets
NIVEAU III 7 sets
REPOS jusqu'à 2 min

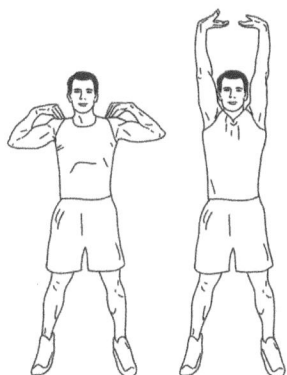

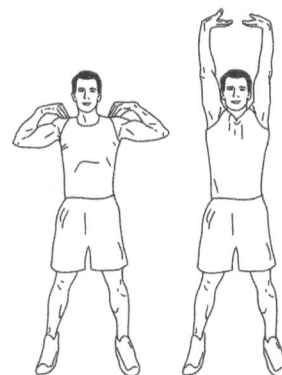

20 toucher-épaules

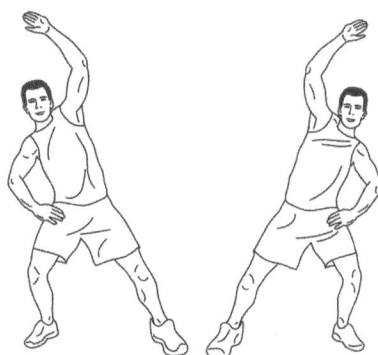

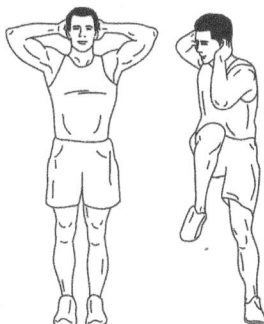

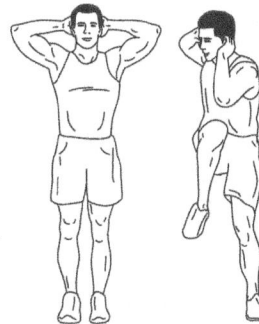

10 side jacks

20 toucher-épaules

10 genou-au-coudes

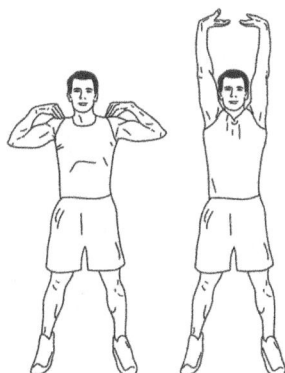

20 toucher-épaules

10 genou-au-coudes

64 Permission Granted

L'entraînement Permission Granted est un programme complet pour tous les niveaux de forme physique et adapté aux débutants. C'est un entraînement à haute combustion qui vise surtout les abdos et le core. Pendant le circuit, concentrez-vous sur la technique d'exécution plutôt que sur la vitesse. Montez vos genoux à votre taille lorsque vous faites des Levées de genoux et alignez les coudes avec vos épaules lorsque vous effectuez des Extensions en W.

OBJECTIF : BRÛLE-GRAISSE

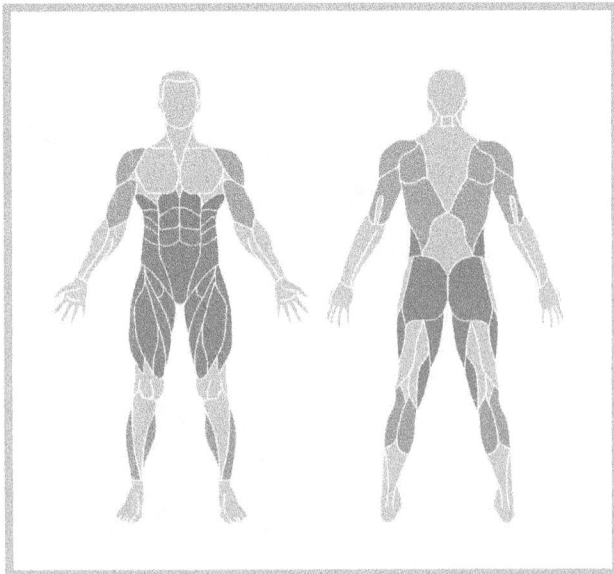

PERMISSION GRANTED

DAREBEE WORKOUT © darebee.com

Niveau I 3 sets **Niveau II** 5 sets **Niveau III** 7 sets | 2 min de repos

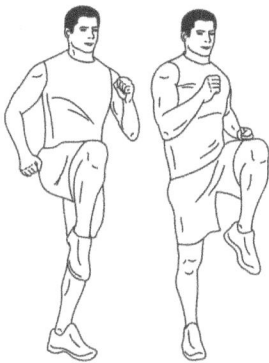

20 levées de genoux

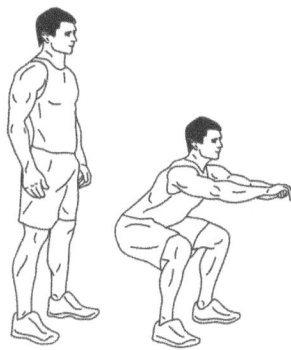

8 squats

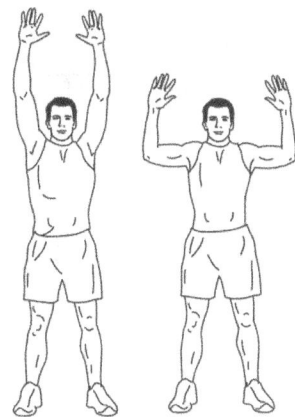

20 W-extensions debout

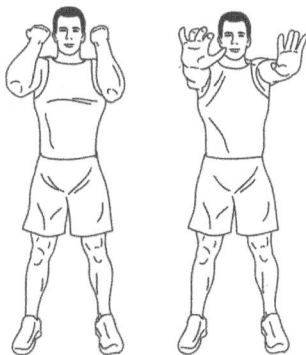

20 extensions biceps

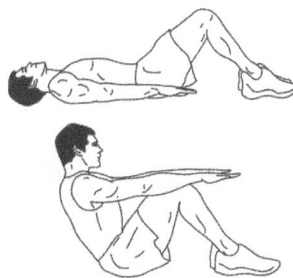

8 levées du buste

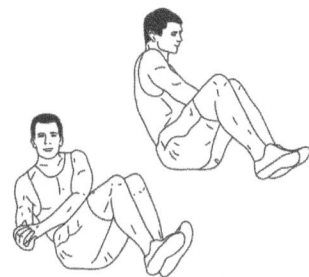

8 rotations russes

65 Player

Lorsque vous faites des flexions sautées et des pompes en un seul entraînement, naturellement vous savez que comme exercice de base pour le core, vous avez besoin d'y ajouter des planches dynamiques. Ce qui signifie que le Player est l'entraînement vers lequel il faut se tourner. Spécialement conçu pour favoriser une meilleure force fasciale et une meilleure forme physique en général, il s'agit d'un entraînement qui aide à libérer la puissance de votre corps. Il est idéal pour tous ceux qui pratiquent des sports de contact, jouent au basket-ball ou ont besoin de cette explosion corporelle totale.

OBJECTIF : FORCE & TONIFICATION

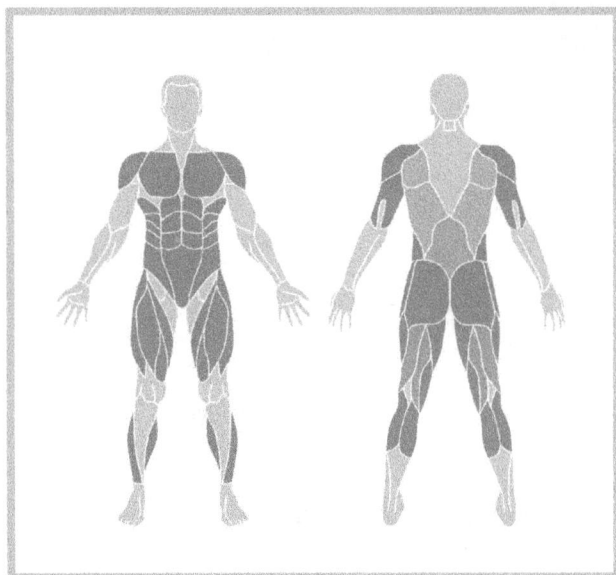

the Player

DAREBEE WORKOUT © darebee.com

NIVEAU I 3 sets **NIVEAU II** 5 sets **NIVEAU III** 7 sets **REPOS** jusqu'à 2 min

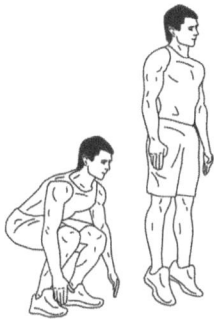

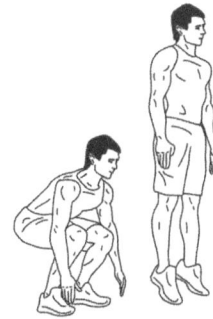

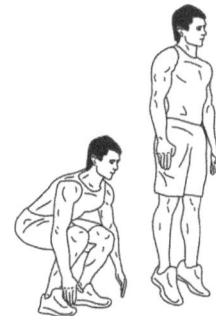

10 squats sautés · **10** pompes · **10** squats sautés

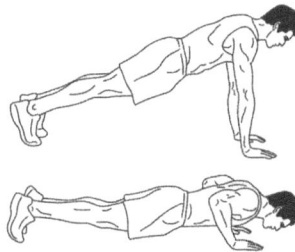

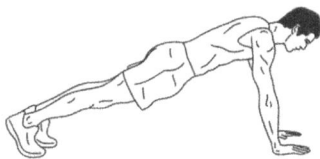

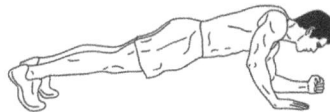

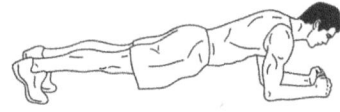

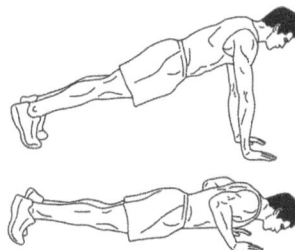

10 planche dynamique

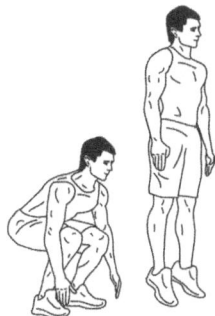

10 squats sautés · **10** pompes · **10** squats sautés

66 Pouncer

L'entraînement Pouncer fera travailler vos abdominaux, mais il ne négligera pas le reste de votre corps. Cela semble trompeusement facile et avec seulement deux exercices alternés, vous seriez tenté de penser que c'est le cas. Le Pouncer a cependant une morsure qui commence à se faire sentir après le premier set. Traitez-le avec soin et revenez-y souvent.

OBJECTIF : BRÛLE-GRAISSE

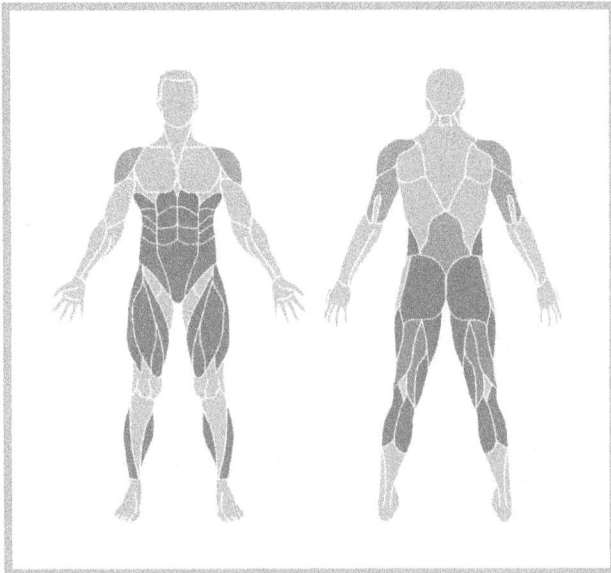

POUNCER

DAREBEE HIIT WORKOUT © darebee.com

Niveau I 3 sets **Niveau II** 5 sets **Niveau III** 7 sets
2 minutes de repos entre les sets

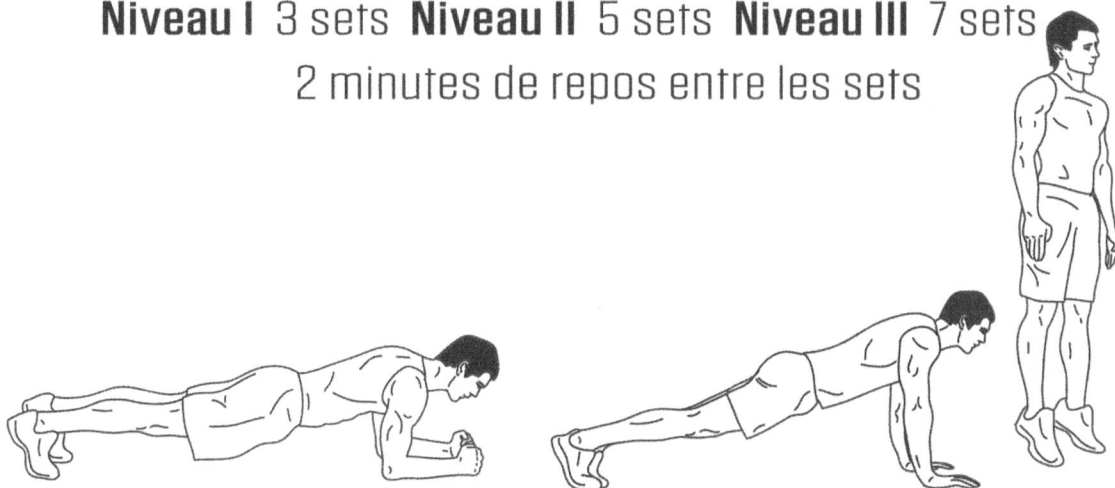

20sec planche sur les coudes

10sec burpees basiques

20sec planche sur les coudes

10sec burpees basiques

20sec planche sur les coudes

10sec burpees basiques

20sec planche sur les coudes

10sec burpees basiques

67 Powerbuilt

Powerbuilt peut ne pas sembler difficile, mais en tant qu'entraînement de niveau de difficulté IV, il vous permettra de savoir immédiatement que vous avez commencé à accumuler une charge. De nombreux groupes musculaires sont recrutés pour chaque exercice, ce qui en fait un choix incontournable pour développer la force musculaire. Faites attention à la technique d'exécution et restez concentré tout au long. Votre corps sentira la différence le lendemain.

OBJECTIF : FORCE & TONIFICATION

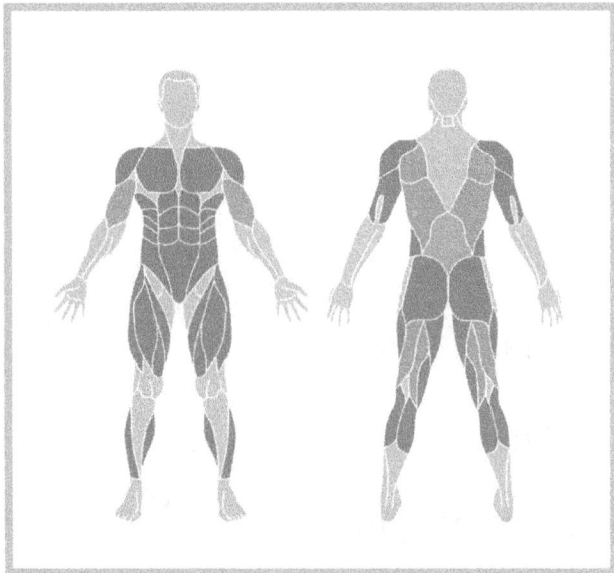

POWERBUILT

DAREBEE WORKOUT © darebee.com

NIVEAU I 3 sets **NIVEAU II** 5 sets **NIVEAU III** 7 sets **REPOS** jusqu'à 2 min

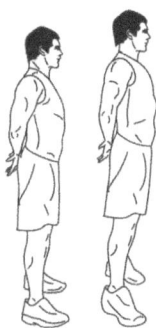

10 levées de talons

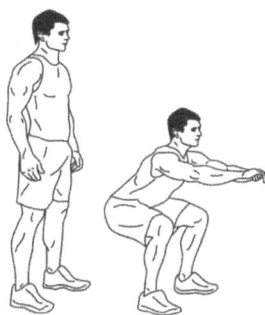

10 squats

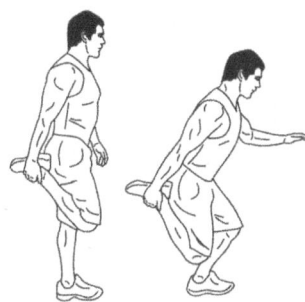

6 half shrimp squats

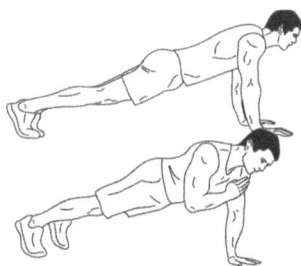

10 toucher-épaules

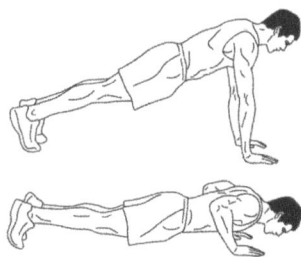

10 pompes

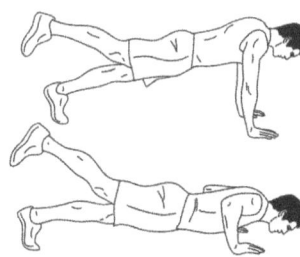

6 pompes jambe levée

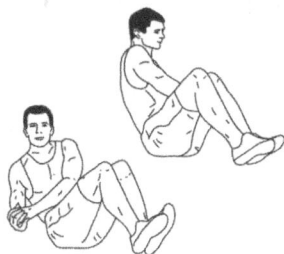

10 rotations russes

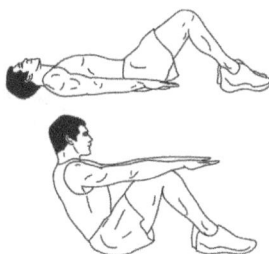

10 levées du buste

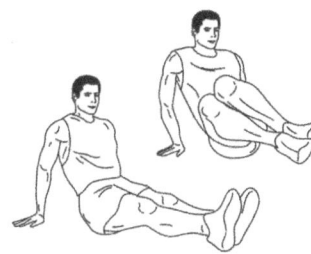

6 rotations de jambes

68 Power Burner

Power Burner est un entraînement Darebee qui engage des groupes musculaires spécifiques du haut et du bas du corps et ajoute juste un peu d'impact pour offrir une routine de fitness fasciale. Il aide à améliorer l'élasticité et l'agilité naturelle du corps ainsi qu'à développer une puissance explosive. Son niveau de difficulté est trompeur. Faites-le assez vite, avec une amplitude de mouvement complète dans chaque exercice et vous aurez une routine de fitness qui vous mènera rapidement dans la zone de sudation.

OBJECTIF : BRÛLE-GRAISSE

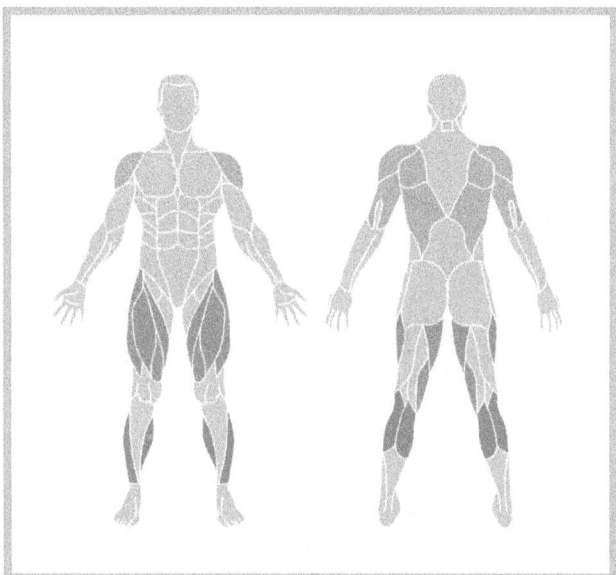

POWER
BURNER

DAREBEE WORKOUT © darebee.com

5 sets | 2 minutes de repos entre les sets

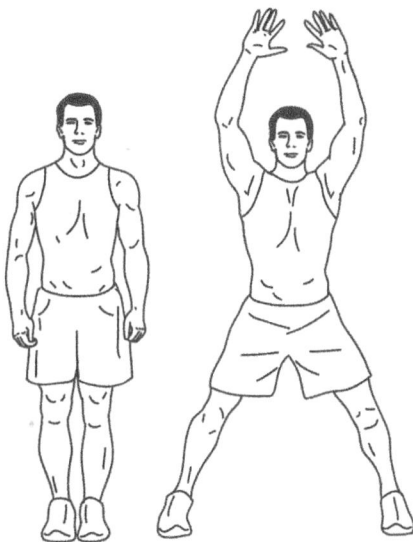

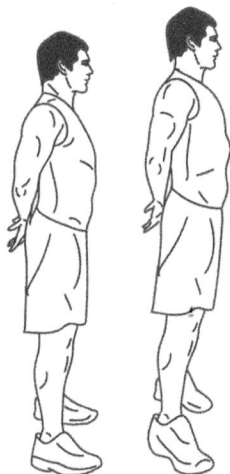

10 jumping jacks

2 levées de talons

10 jumping jacks

2 levées de talons

10 jumping jacks

2 levées de talons

10 jumping jacks

2 levées de talons

10 jumping jacks

2 levées de talons

finish

69 Power Gainer

Power Gainer tient ses promesses en renforçant les principaux groupes musculaires du haut et du bas du corps, en recrutant des tendons et des groupes musculaires satellites et en augmentant la stabilité des articulations. Il s'agit d'un entraînement trompeur qui n'utilise que quatre exercices pour défier tout le corps.

OBJECTIF : FORCE & TONIFICATION

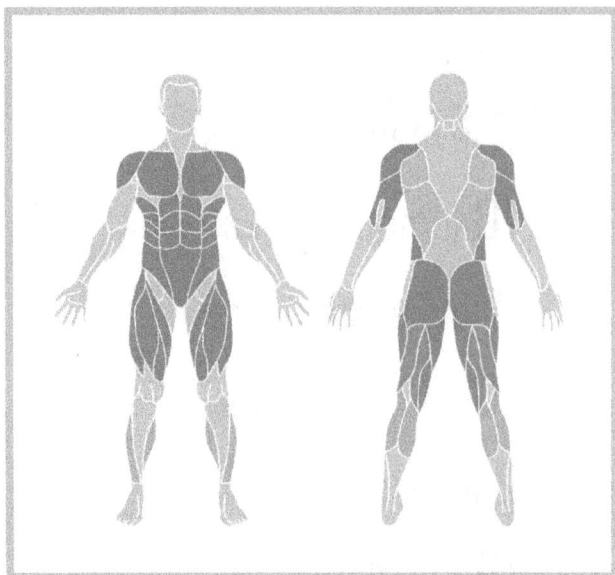

POWER GAINER

DAREBEE WORKOUT © darebee.com
2 minutes de repos entre les exercices

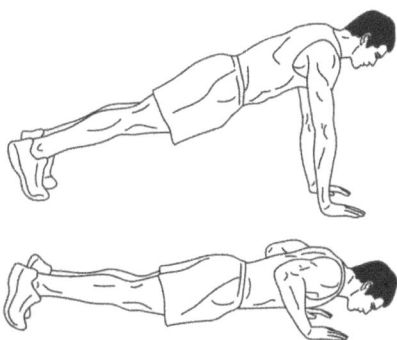

30 pompes **x 3 sets** au total
30 sec de repos entre les sets

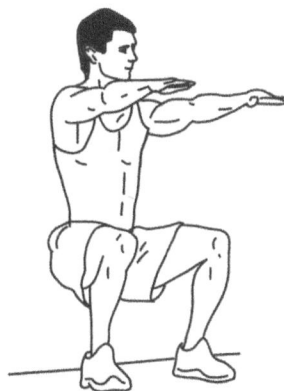

60sec chaise **x 3 sets** au total
30 sec de repos entre les sets

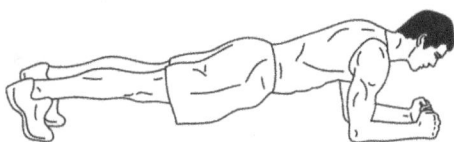

3 minutes planche sur les coudes
maintenir en continue

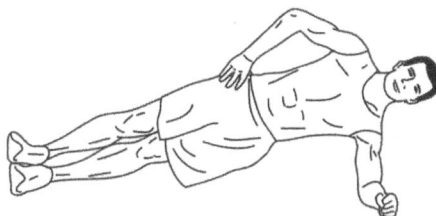

3 minutes planche latérale
maintenir en continue

70 Pump & Burn

Pump & Burn est l'entraînement auquel vous vous adressez lorsque vous vous sentez trop fatigué pour faire de l'exercice. Il est conçu pour être rapide, léger et énergique. Cela vous permettra de continuer à bouger lorsque vous ne le voulez pas du tout. Parfait pour rationaliser votre corps, il possède une forte composante aérobie qui vous aidera à améliorer votre endurance. Maîtrisez-le. Vous savez que vous le voulez.

OBJECTIF : BRÛLE-GRAISSE

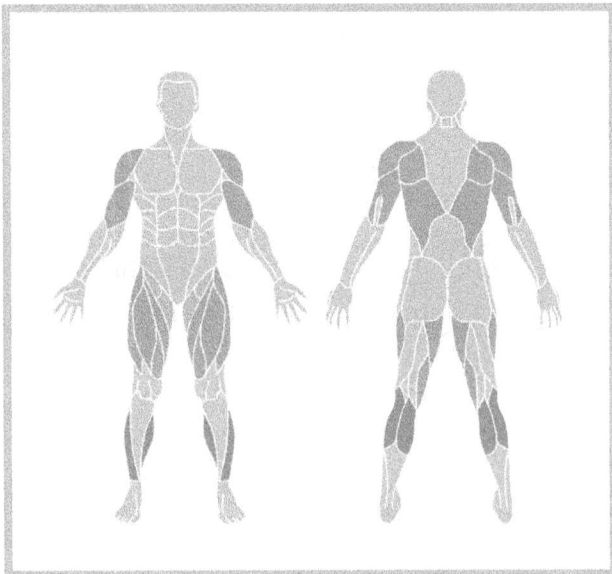

PUMP & BURN

DAREBEE WORKOUT © darebee.com

NIVEAU I 3 sets **NIVEAU II** 5 sets **NIVEAU III** 7 sets **REPOS** jusqu'à 2 min

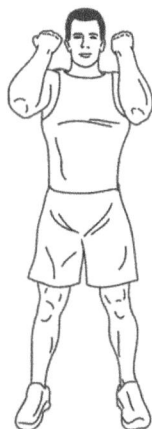

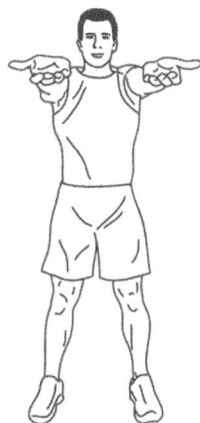

20 extensions biceps

10 jumping jacks

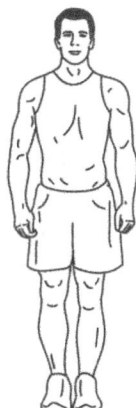

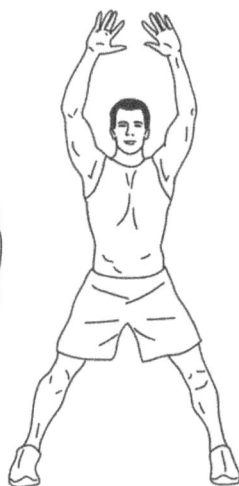

20 extensions biceps

10 jumping jacks

20 extensions biceps

10 jumping jacks

20 extensions biceps

10 jumping jacks

20 extensions biceps

10 jumping jacks

71   Quick HIIT

Parfois, vous avez juste besoin de HIIT IT QUICK ! Allez à fond, détendez-vous, prenez le contrôle du monde - vous pouvez le faire! Il a tout pour plaire: cardio, combat, abdos et core; tous réunis dans cet entraînement « dur à cuire ».

OBJECTIF : BRÛLE-GRAISSE

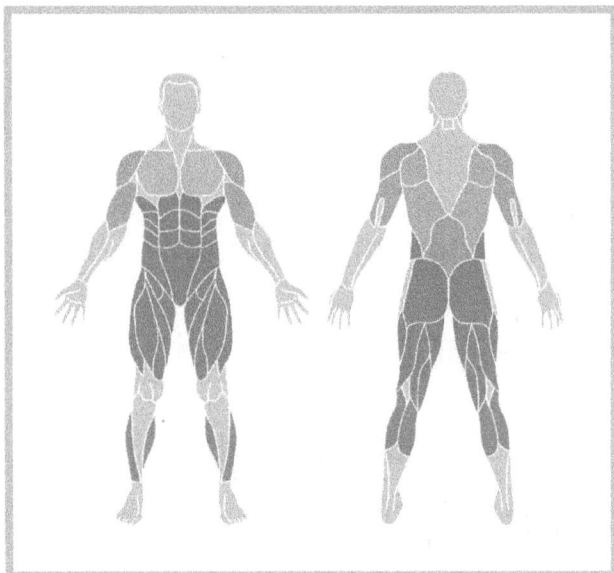

QUICK HIIT

WORKOUT
BY DAREBEE
© darebee.com

Niveau I 3 sets
Niveau II 5 sets
Niveau III 7 sets
2 minutes de repos

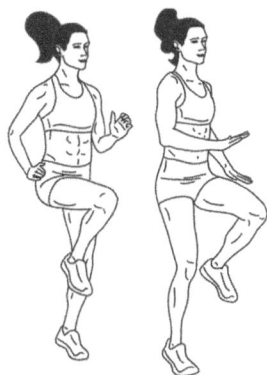

20sec levées de genoux **20sec** grimpeurs **20sec** planche

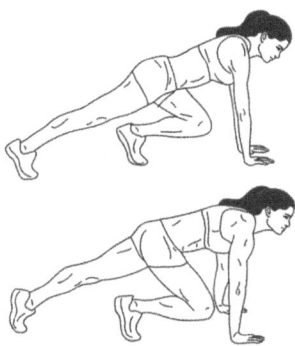

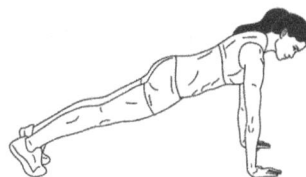

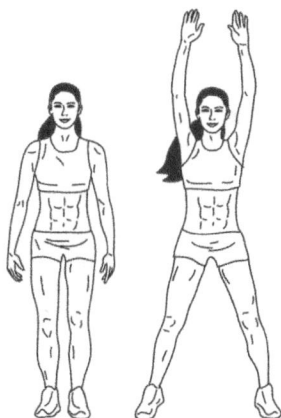

20sec jumping jacks **20sec** coups de poing **20sec** coups de poing en squat

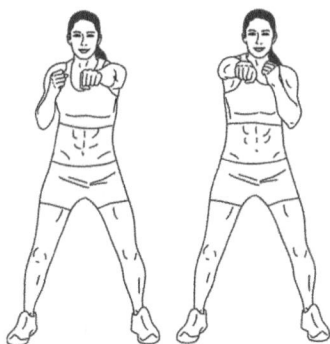

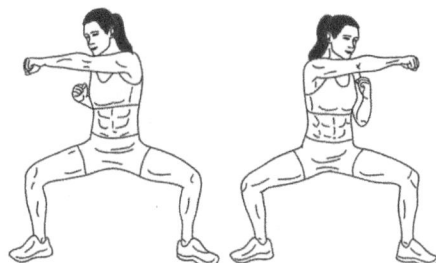

72 Rambler

Le travail du bas du corps utilise de nombreux groupes musculaires et demande beaucoup de coordination. Il brûle également des quantités importantes d'oxygène pour alimenter tout cela. Le Rambler est un entraînement HIIT conçu pour vous aider à le faire. Optez pour le nombre maximum de répétitions dans chaque exercice pendant le temps recommandé et essayez de maintenir le même nombre tout au long de chaque série.

OBJECTIF : BRÛLE-GRAISSE

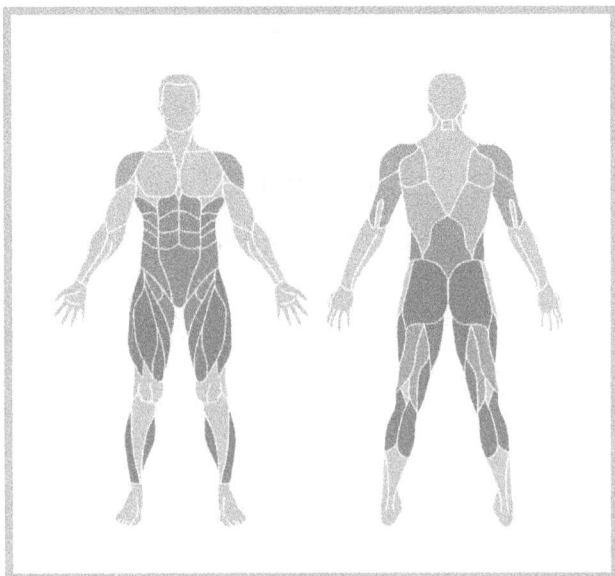

The Rambler

DAREBEE HIIT WORKOUT © darebee.com

Niveau I 3 sets **Niveau II** 5 sets **Niveau III** 7 sets | 2 min de repos

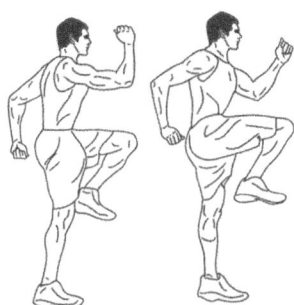

20sec pas de marche

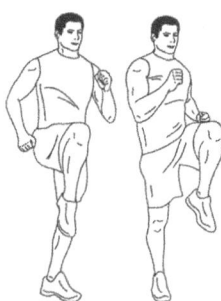

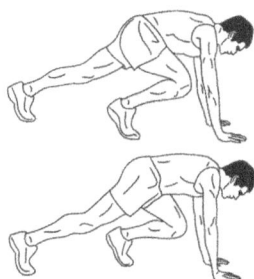

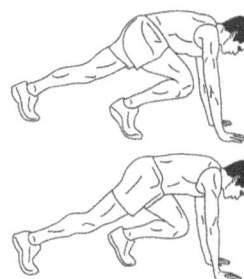

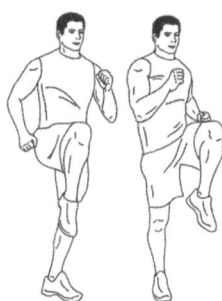

20sec levées de genoux

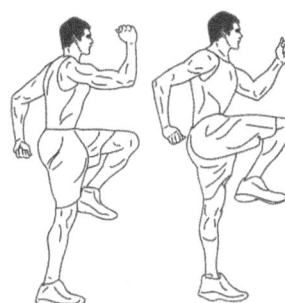

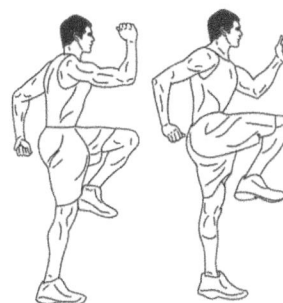

20sec pas de marche

20sec grimpeurs

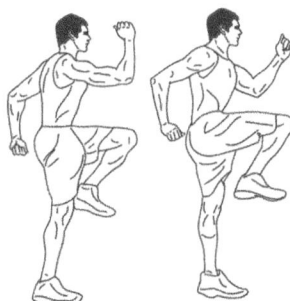

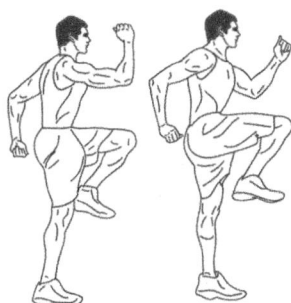

20sec pas de marche

20sec grimpeurs

20sec pas de marche

20sec levées de genoux

20sec pas de marche

73 Rascal

Rascal utilise deux exercices en mode de charge alternée pour vous donner un entraînement rapide et énergisant qui fournit effort et transpiration mais ne vide pas vos réserves d'énergie. Lors d'une journée chargée où vous devrez peut-être choisir une séance d'entraînement en restant frais et vif pour une réunion très importante, Rascal est exactement ce dont vous avez besoin.

OBJECTIF : BRÛLE-GRAISSE

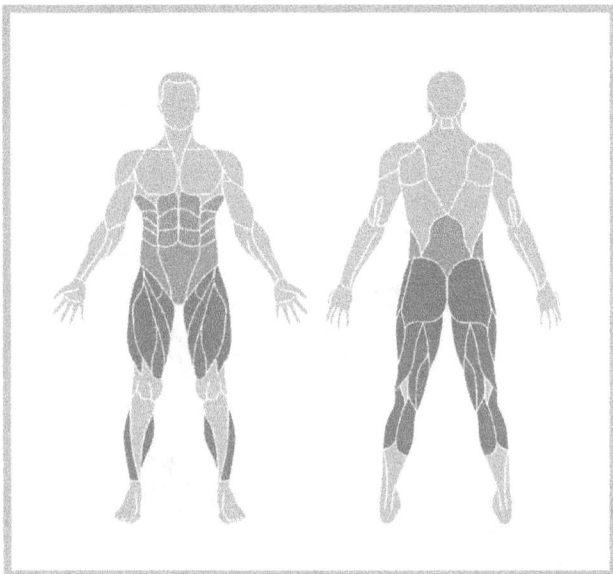

Rascal

DAREBEE WORKOUT © darebee.com
5 sets | 2 minutes de repos entre les sets

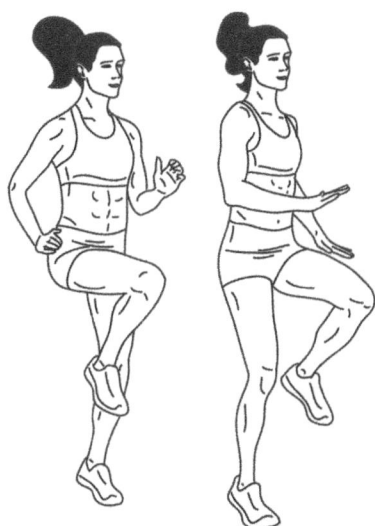

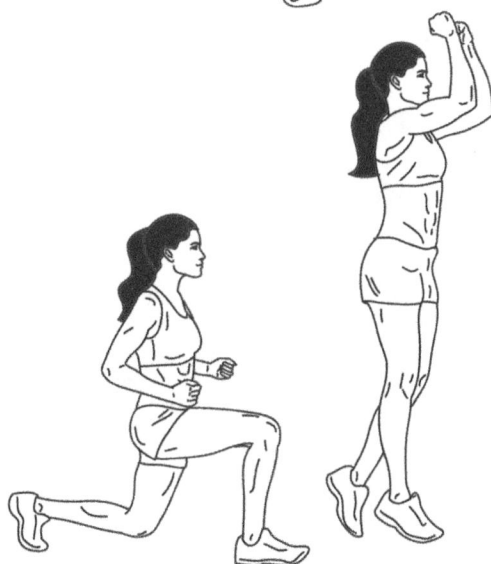

10 levées de genoux

2 fentes sautées

10 levées de genoux

2 fentes sautées

10 levées de genoux

2 fentes sautées

10 levées de genoux

2 fentes sautées

10 levées de genoux

2 fentes sautées

finish

74 Ravager

Le Ravager est un entraînement qui ne cesse de donner. Ne vous laissez pas berner par sa structure simple et son faible nombre de répétitions - cela fera chanter vos muscles. Gardez un rythme régulier tout au long du circuit et gardez la tête levée dans la dernière ligne des exercices pour de meilleurs résultats.

OBJECTIF : FORCE & TONIFICATION

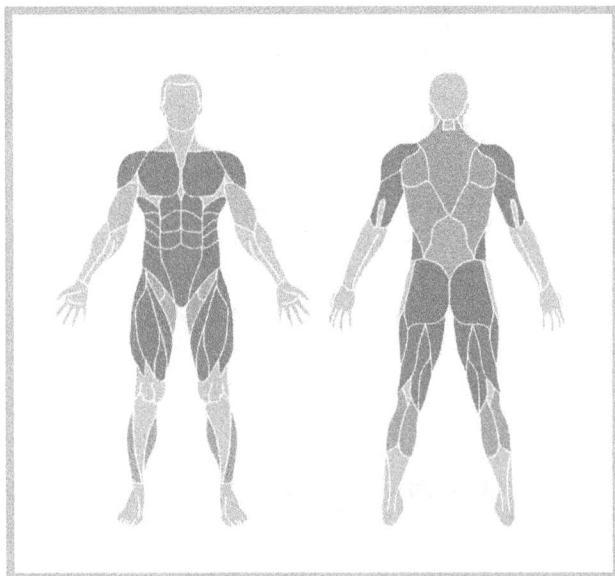

RAVAGER

DAREBEE WORKOUT © darebee.com

NIVEAU I 3 sets **NIVEAU II** 5 sets **NIVEAU III** 7 sets **REPOS** jusqu'à 2 min

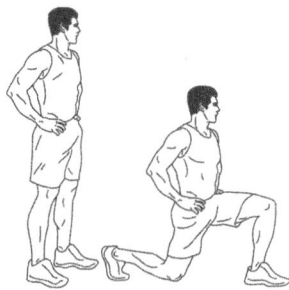

10 fentes

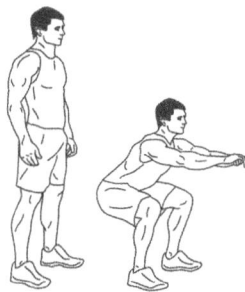

20 squats

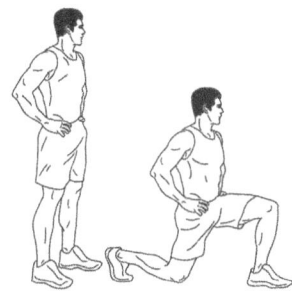

10 fentes

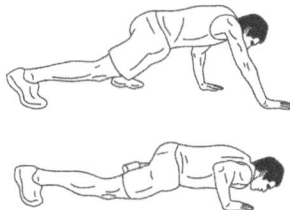

10 pompes Dragon

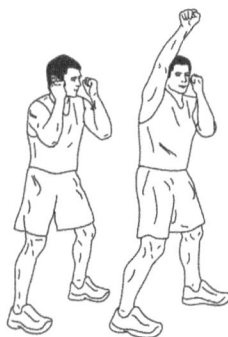

20 coups de poing

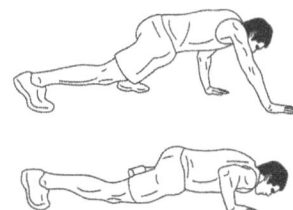

10 pompes Dragon

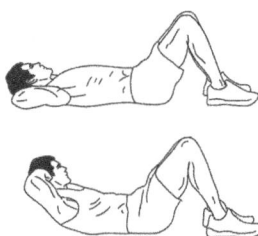

10 crunchs

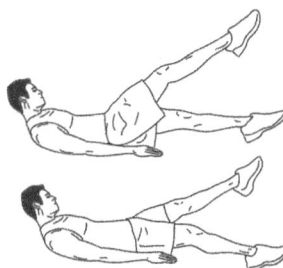

20 battements de jambes

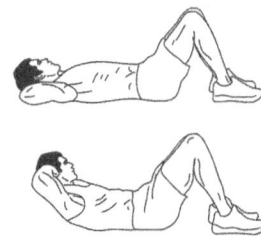

10 crunchs

75 Raw Grit

Raw Grit vous fera transpirer, mais ne vous essoufflera pas. Ceci est un entraînement de renforcement. Concentrez-vous sur la technique, elle doit être aussi parfaite que possible à chaque fois et maintenez la qualité d'exécution tout au long de l'entraînement.

OBJECTIF : FORCE & TONIFICATION

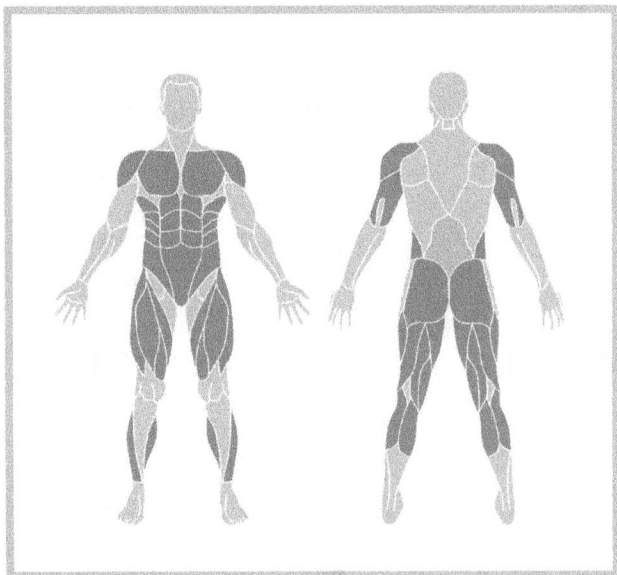

RAW GRIT

DAREBEE WORKOUT © darebee.com

NIVEAU I 3 sets **NIVEAU II** 5 sets **NIVEAU III** 7 sets **REPOS** jusqu'à 2 min

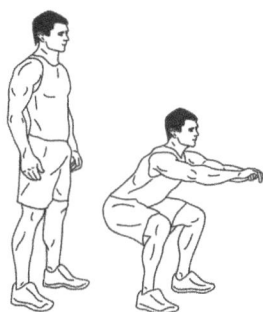

20 squats

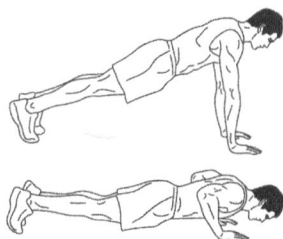

20 pompes

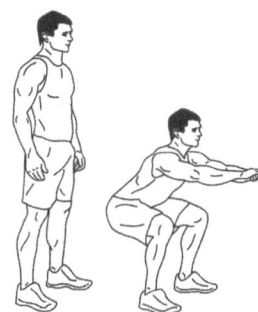

20 squats

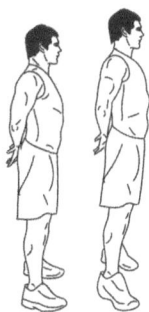

20 talons levés

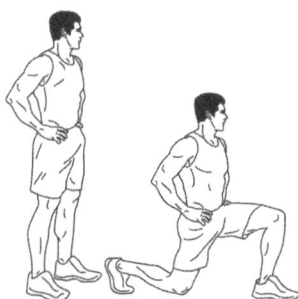

20 fentes

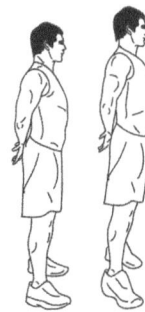

20 talons levés

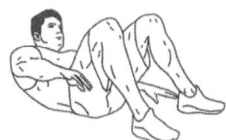

20 toucher-talons

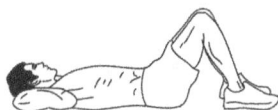

20 crunchs

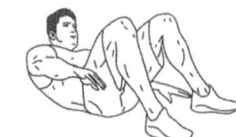

20 toucher-talons

76 Reconstructor

Refais ton corps, reconstruis tes muscles et trouves une nouvelle force. Conçu pour charger tous vos principaux groupes musculaires presque en même temps, il vous laisse très peu de temps de récupération pendant que vous faites de l'exercice, ce qui signifie que vous aurez certainement l'impression d'avoir travaillé dur avec celui-ci.

OBJECTIF : FORCE & TONIFICATION

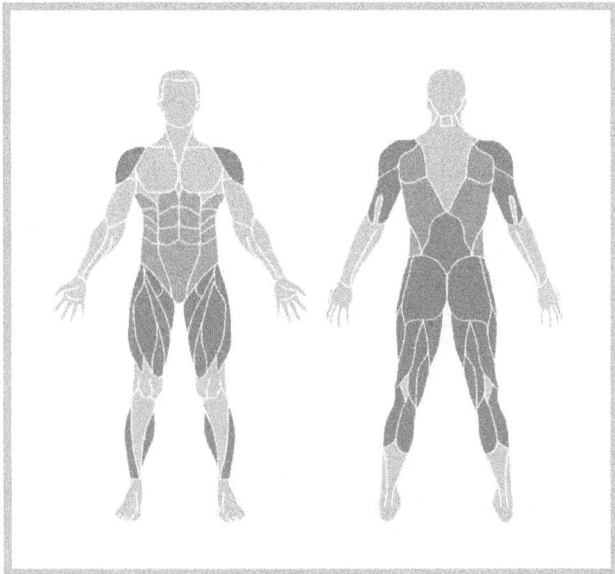

RECONSTRUCTOR

DAREBEE WORKOUT © darebee.com

NIVEAU I 3 sets **NIVEAU II** 5 sets **NIVEAU III** 7 sets **REPOS** jusqu'à 2 min

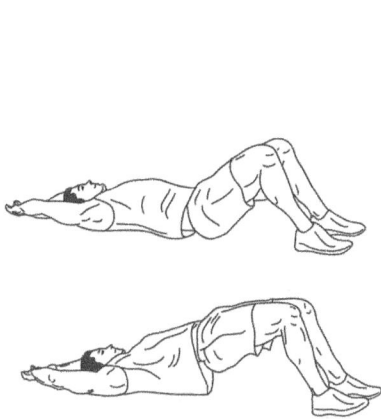

10 ponts

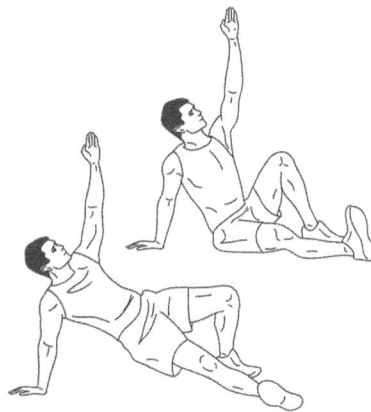

20 relevées du buste

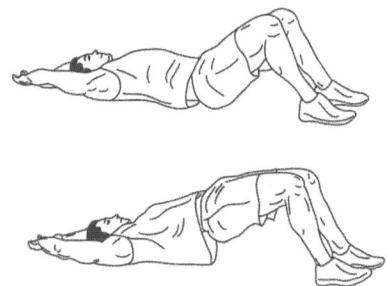

10 ponts

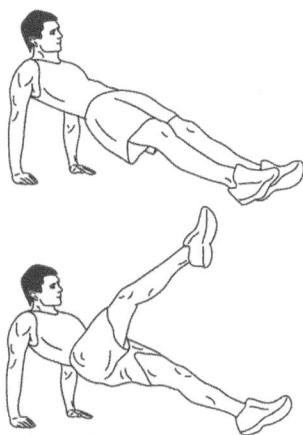

20 coups de pied
en planche inversée

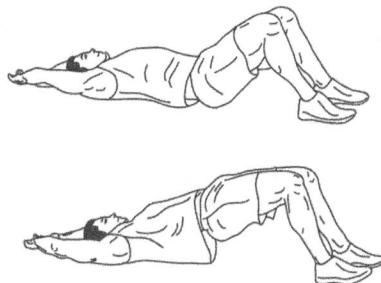

10 ponts

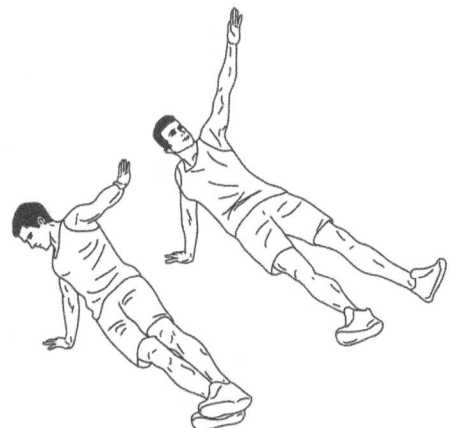

20 rotations
en planche latérale

77 Rectifier

HIIT augmente votre niveau de forme physique, améliore la VO2 Max, vous aide à vous sentir en meilleure forme tout simplement. L'entraînement Rectifier cible tout votre corps. Comme pour chaque entraînement basé sur le temps, les répétitions et l'intensité sont plus importantes que la technique, vous devez donc vraiment essayer de faire autant de répétitions que possible pour chaque exercice et ne pas baisser votre niveau de performance au fur et à mesure que vous parcourez les séries.

OBJECTIF : HIIT

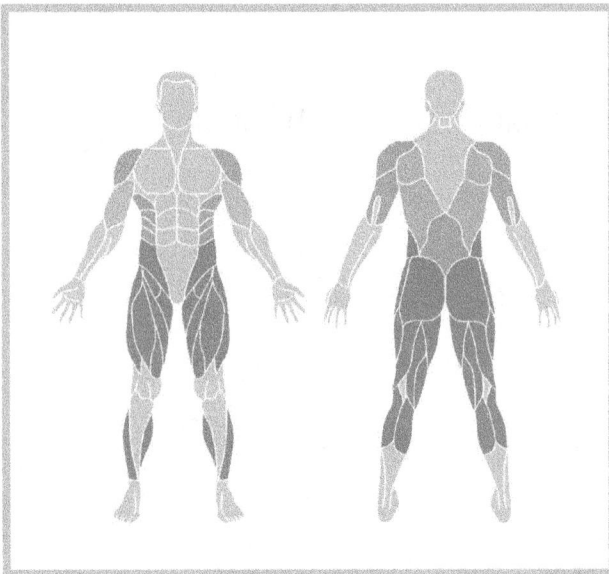

RECTIFIER

DAREBEE HIIT WORKOUT © darebee.com

Niveau I 3 sets **Niveau II** 5 sets **Niveau III** 7 sets | 2 min de repos

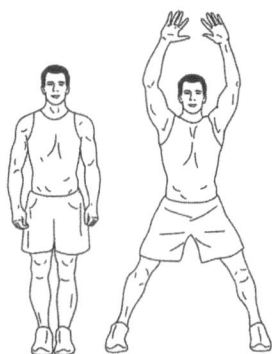

20sec jumping jacks

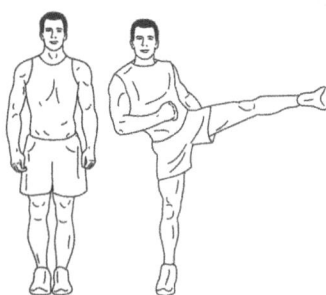

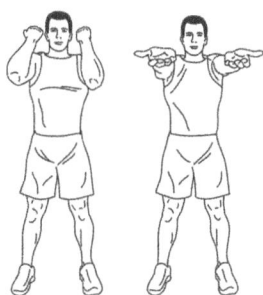

20sec levées de jambes

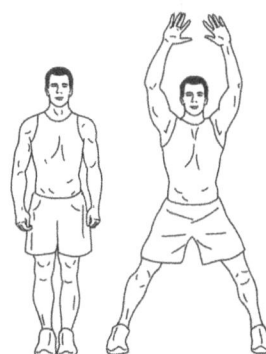

20sec jumping jacks

20sec extensions biceps

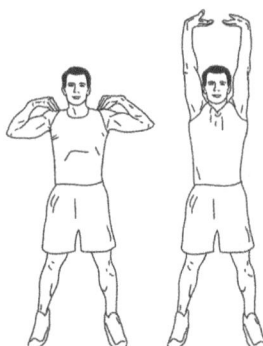

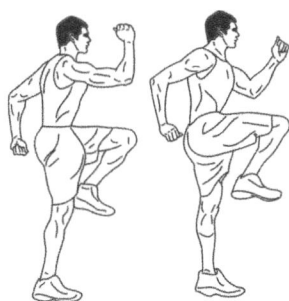

20sec toucher-épaules

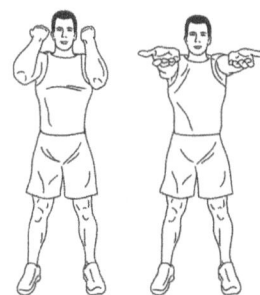

20sec extensions biceps

20sec pas de marche

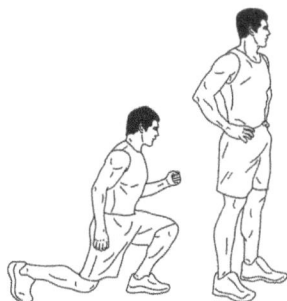

20sec fentes inversées

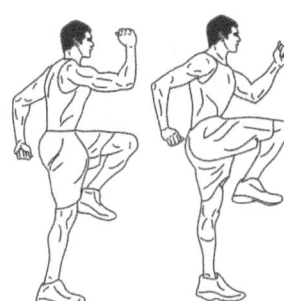

20sec pas de marche

78 Red Reaper

Cisaillez la force du haut du corps et renforcez votre core, devenez plus difficile à tuer avec le Red Reaper Workout. Gardez votre corps droit, resserrez vos abdominaux, inspirez profondément - et plongez-vous!

OBJECTIF : FORCE HAUT DU CORPS

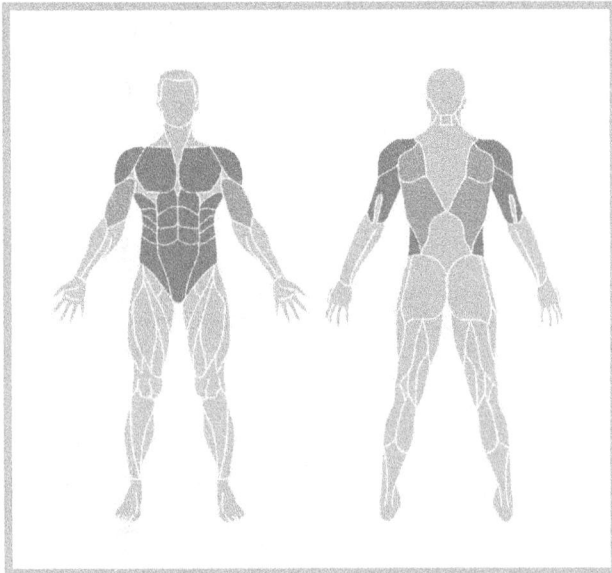

RED REAPER

DAREBEE WORKOUT © darebee.com

NIVEAU I 3 sets **NIVEAU II** 5 sets **NIVEAU III** 7 sets **REPOS** jusqu'à 2 min

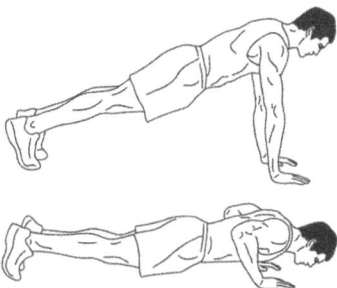

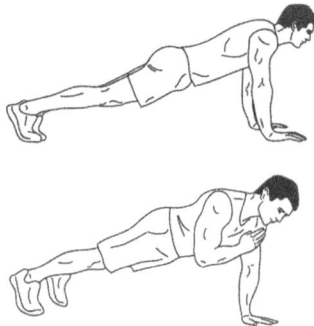

15 pompes   **30** toucher-épaules   **15** pompes

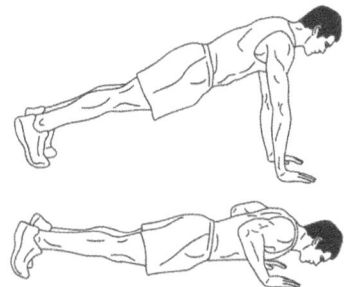

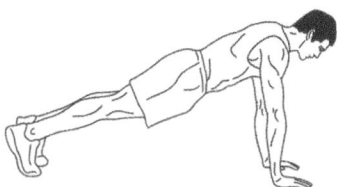

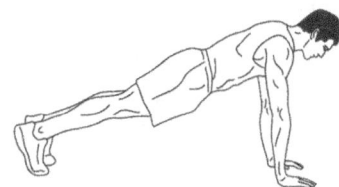

15-count planche   **30** flexions de jambe en planche   **15-count** planche

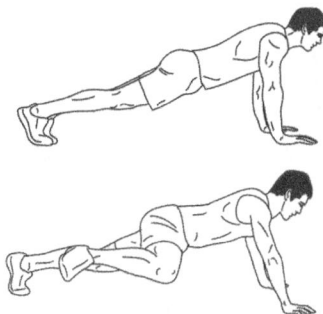

15-count = "en comptant jusqu'à 15"

79 Rest & Rec

Rest & Rec est un entraînement au nom trompeur, du moins en ce qui concerne la première partie de son nom. Les exercices ciblent les tendons et soutiennent les groupes musculaires qui ne sont normalement pas ciblés lors des entraînements réguliers. En tant que tel, il aide à développer un bon sens du contrôle corporel. N'oubliez pas d'ajouter cet entraînement à l'arsenal de modifications corporelles que vous avez déjà. (Vous avez une liste, non ?).

OBJECTIF : BIEN ÊTRE

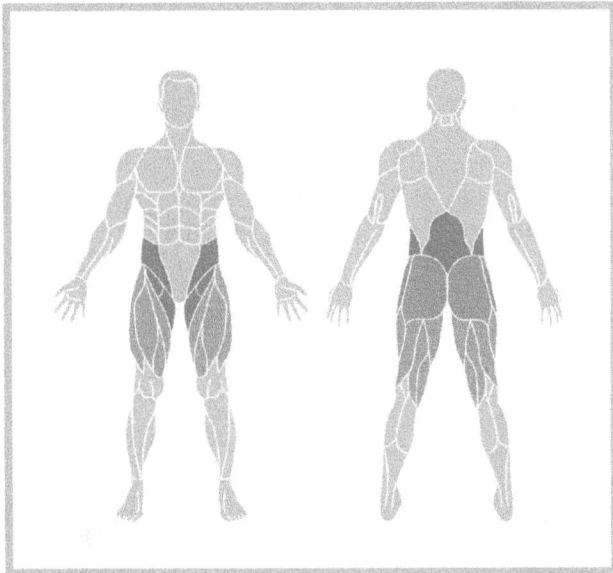

REST &REC

DAREBEE
RECOVERY
WORKOUT
© darebee.com

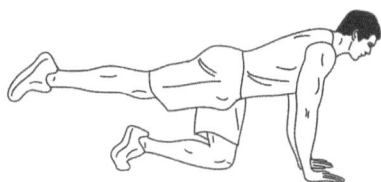
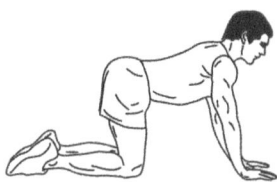
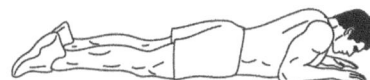
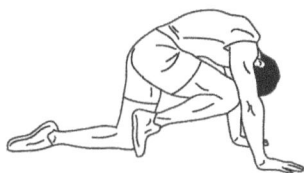
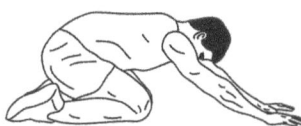
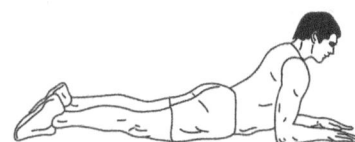

20 knee-ins   **10** étirement du dos #1   **10** étirement du dos #2

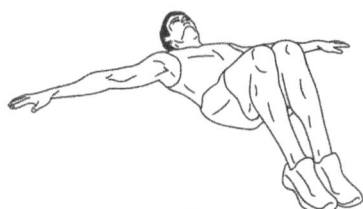
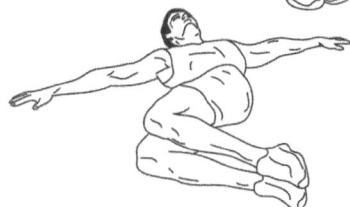
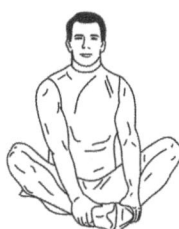
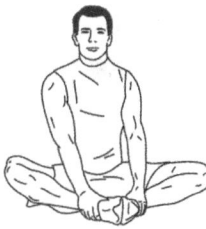
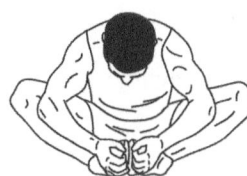

20 rotations du bassin   **10** étirements papillon   **10** flexions en avant

80 Reviver

Revenez sur la bonne voie avec le Reviver Workout. C'est un entraînement HIIT accessible, idéal lorsque vous êtes endolori ou en convalescence, mais que vous avez encore besoin d'une rééducation. Gardez vos bras levés pendant les extensions de biceps et resserrez votre tronc pendant les Planches.

OBJECTIF : HIIT

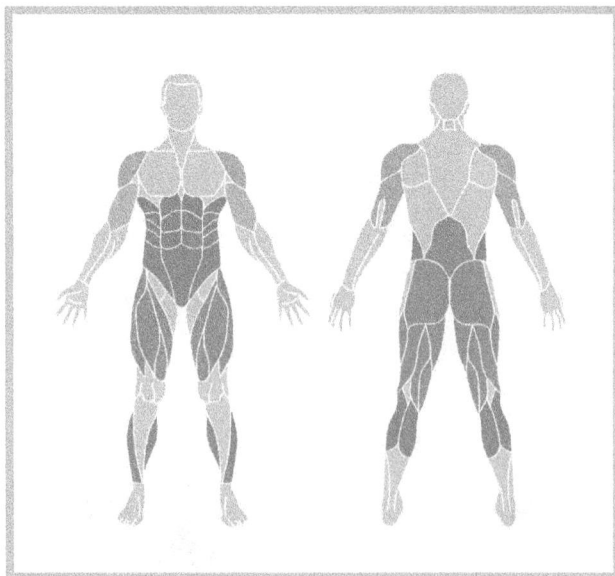

REVIVER

DAREBEE HIIT WORKOUT © darebee.com

Niveau I 3 sets **Niveau II** 5 sets **Niveau III** 7 sets | 2 min de repos

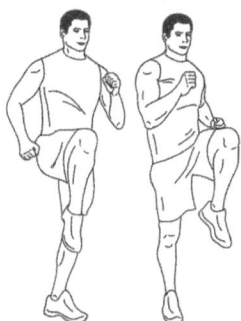

30sec levées de genoux

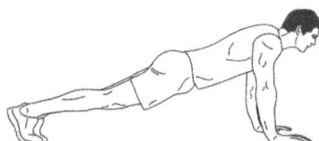

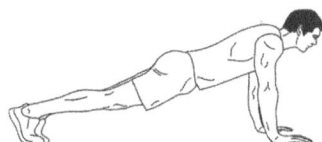

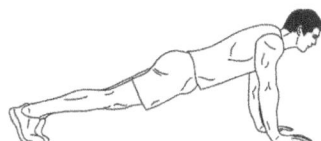

20sec planche

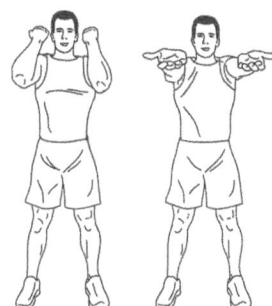

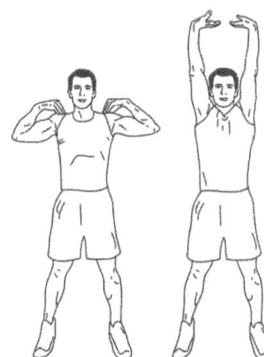

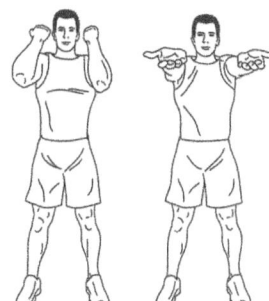

10sec extensions biceps

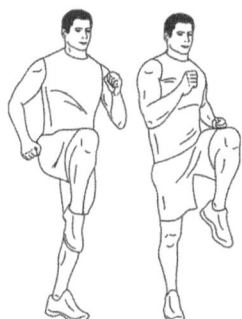

30sec levées de genoux

20sec planche

10sec toucher-épaules

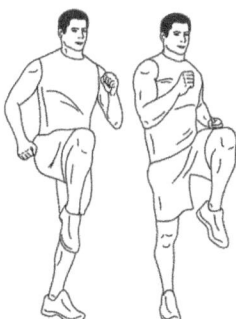

30sec levées de genoux

20sec planche

10sec extensions biceps

81 Rewired

L'entraînement Rewired est suffisamment difficile pour vous faire travailler mais pas trop exigeant pour vous faire regretter. Si vous pensez qu'il est temps de secouer les toiles d'araignées et de défragmenter complètement votre système, cet entraînement est fait pour vous. Gardez votre corps droit pendant les planches et allez à fond pendant les jumping jacks.

OBJECTIF : HIIT

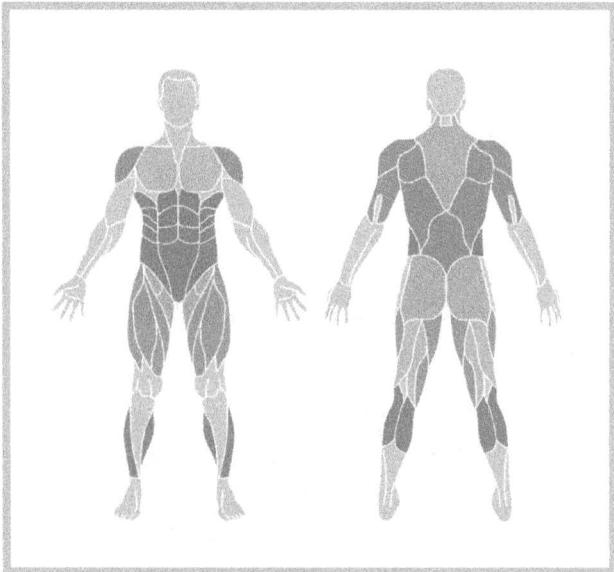

REWIRED

DAREBEE HIIT WORKOUT © darebee.com

Niveau I 3 sets **Niveau II** 5 sets **Niveau III** 7 sets | 2 min de repos

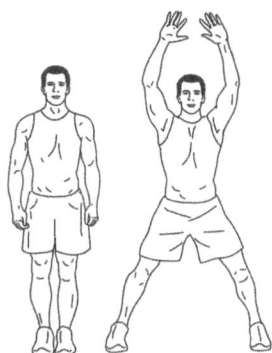

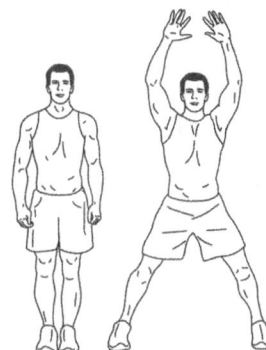

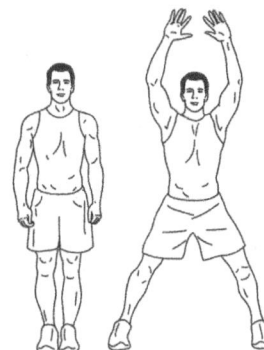

20sec jumping jacks **20sec** rotations en planche **20sec** jumping jacks

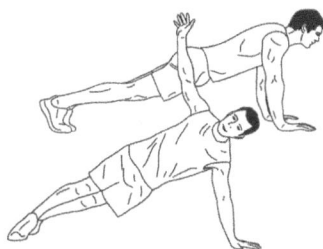

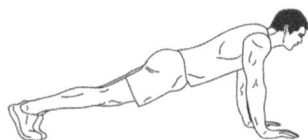

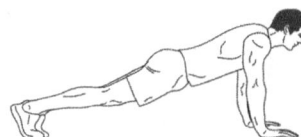

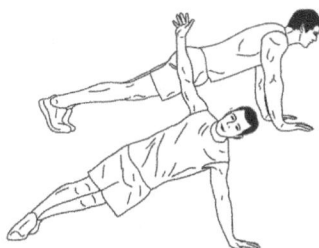

20sec planche **20sec** jumping jacks **20sec** planche

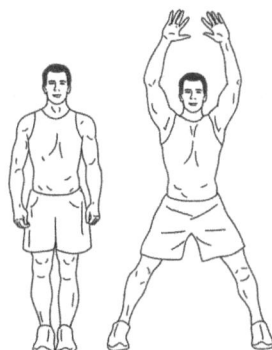

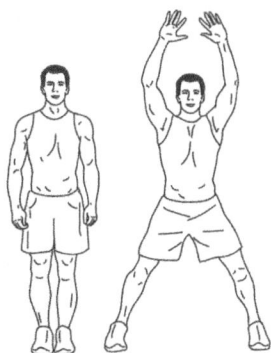

20sec jumping jacks **20sec** rotations en planche **20sec** jumping jacks

82 Ricochet

Les mouvements de combat associés à la callisthénie présentent un défi intéressant: les muscles doivent travailler de manière dynamique et avec résistance, ce qui signifie que la plage dynamique de mouvement est mise au défi dans les deux sens. Ricochet fournit un entraînement qui vous fatiguera plus vite que prévu et mettra au défi votre condition physique. Encore une fois, c'est pour cela que vous êtes là.

OBJECTIF : HIIT

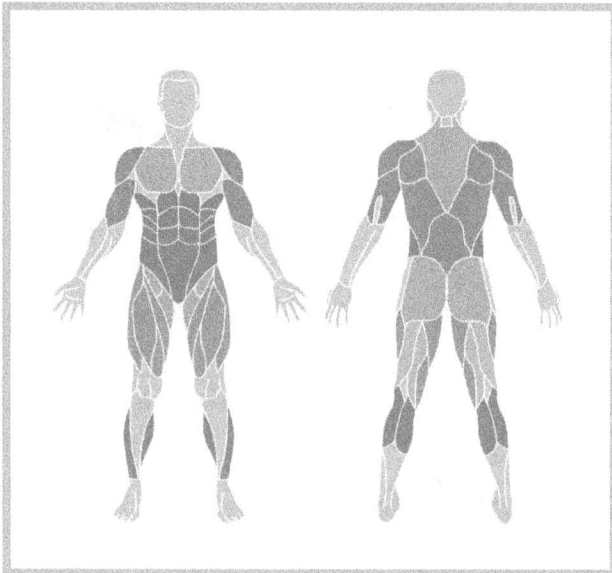

RICOCHET

DAREBEE HIIT WORKOUT © darebee.com

Niveau I 3 sets **Niveau II** 5 sets **Niveau III** 7 sets

2 min de repos entre les sets

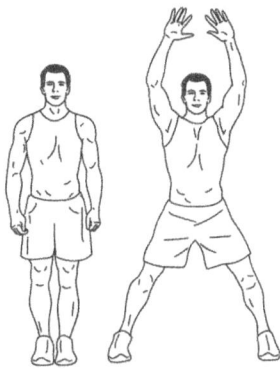

30sec jumping jacks   **15sec** planche   **15sec** coups de poing

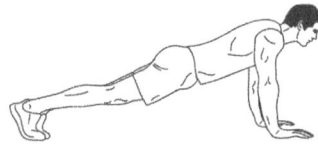

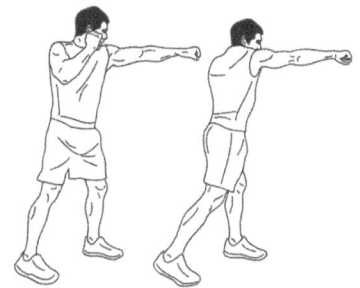

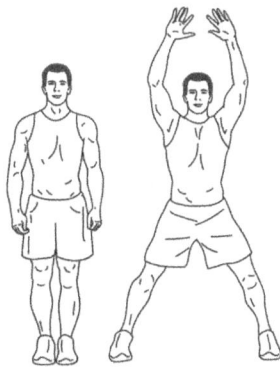

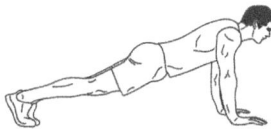

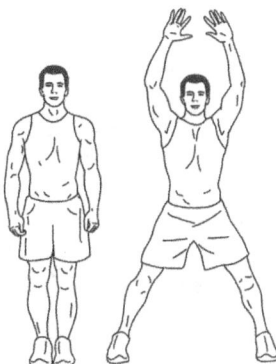

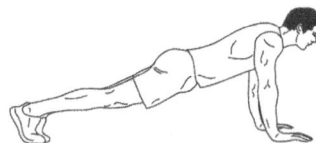

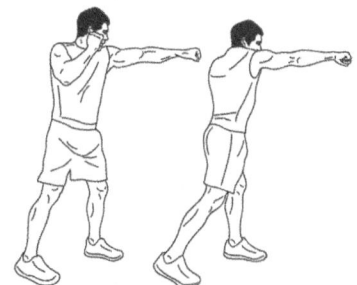

30sec jumping jacks   **15sec** toucher-épaules   **15sec** coups de poing

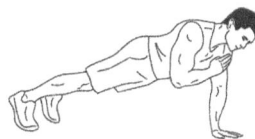

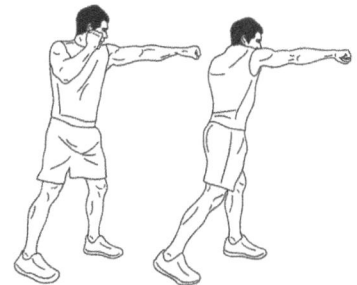

30sec jumping jacks   **15sec** planche   **15sec** coups de poing

83 Rockin' Abs

Rockin 'Hard Abs ne se produit pas par hasard. Cette routine vous aidera à vous rapprocher des abdos d'acier ! Et également il fera travailler vos fessiers dans le processus. Allez lentement et concentrez-vous sur la technique. Lorsque vous effectuez des levées de jambe, abaissez vos pieds presque jusqu'au sol, mais ne les laissez pas tomber, puis remontez-les.

OBJECTIF : ABDOS

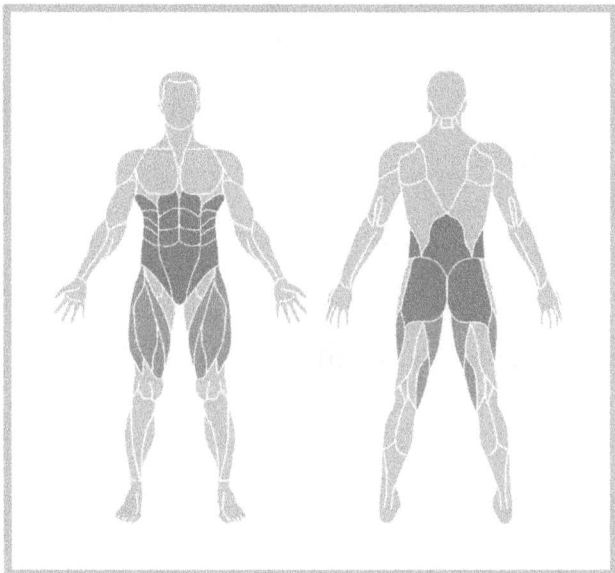

rockin' abs

DAREBEE WORKOUT © darebee.com

NIVEAU I 3 sets **NIVEAU II** 4 sets **NIVEAU III** 5 sets **REPOS** jusqu'à 2 min

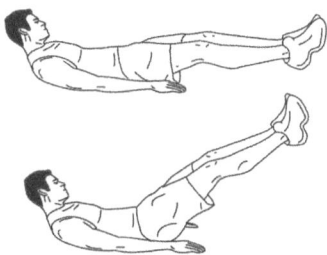

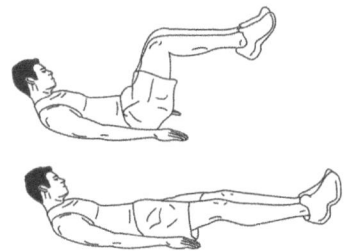

10 levées de jambes   **5** ponts   **10** crunchs rameur

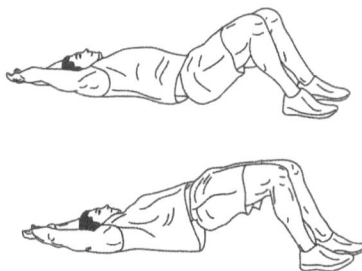

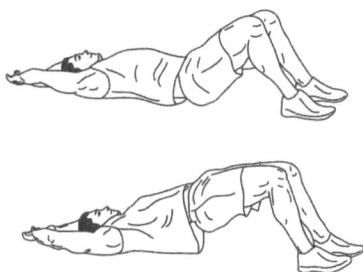

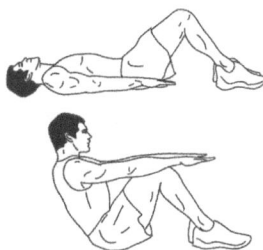

5 ponts   **10** levées du buste   **5** ponts

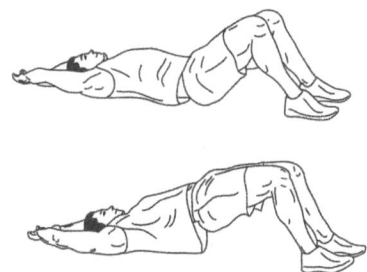

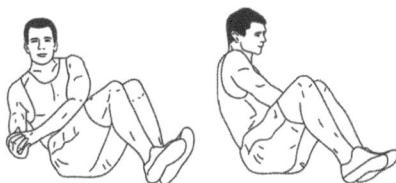

10 rotations russes

84   Rogue Build

Devenez plus difficile à tuer avec le Rogue Build Workout! Gardez votre core tendu et stabilisez votre corps pour des Pompes toucher épaule et des Toucher- épaules - écartez plus vos pieds peut vous aider. Gardez vos bras levés lorsque vous effectuez des coups de poing et protégez votre menton.

OBJECTIF : COMBAT

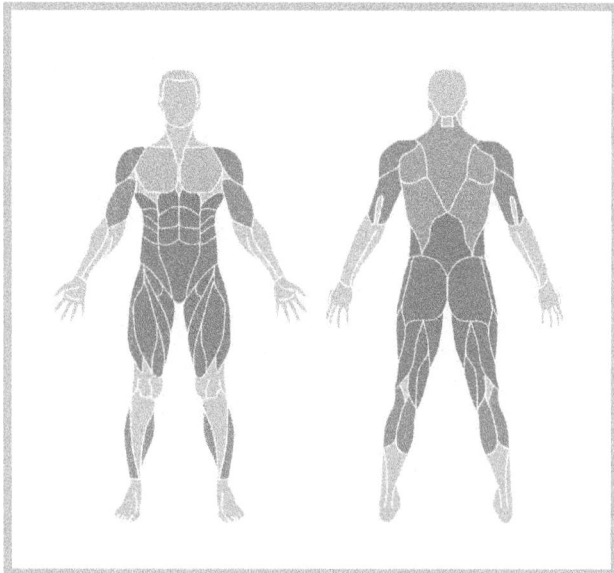

ROGUE BUILD

DAREBEE WORKOUT © darebee.com

NIVEAU I 3 sets **NIVEAU II** 5 sets **NIVEAU III** 7 sets **REPOS** jusqu'à 2 min

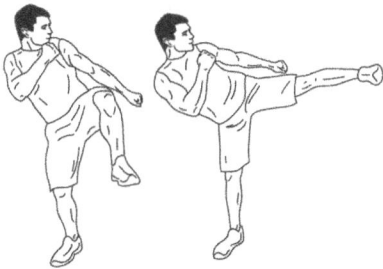

20 coups de pied de côté

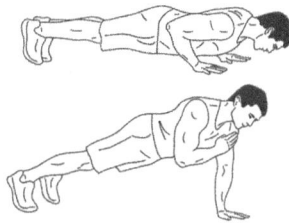

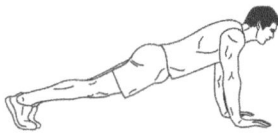

10 pompes toucher-épaules

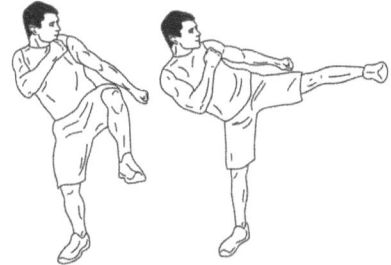

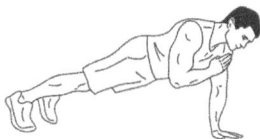

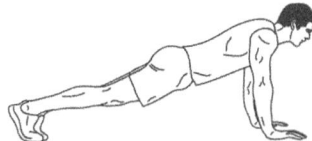

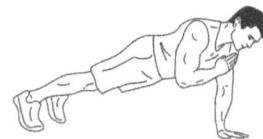

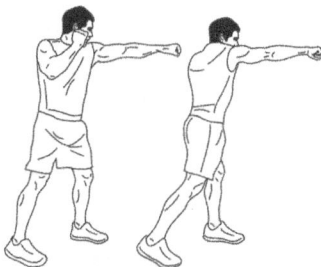

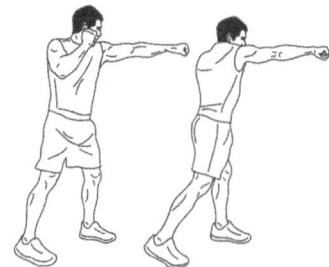

20 coups de pied de côté

10 toucher-épaules

10-count planche

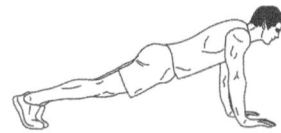

10 toucher-épaules

20 coups de poing

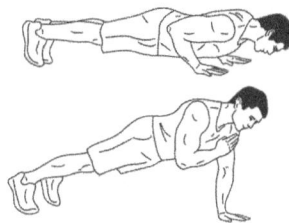

10 pompes toucher-épaules

20 coups de poing

85 Siren

Travaillez votre cardio, votre équilibre et votre coordination avec le Siren Workout. Concentrez-vous sur la technique et sur le contrôle de votre respiration tout au long du circuit. Une fois que vous avez terminé les Jumping jacks, essayez de prendre des respirations régulières et profondes pendant que vous faites les exercices qui suivent. Enfin, lorsque vous effectuez des Levées latérales des jambes, levez votre jambe plus haut que votre taille et changez de côté à chaque répétition.

OBJECTIF : BRÛLE-GRAISSE

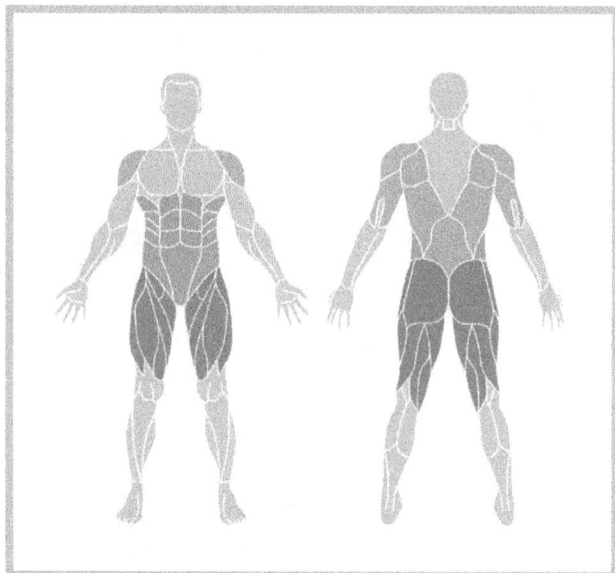

SIREN

DAREBEE WORKOUT © darebee.com

NIVEAU I 3 sets **NIVEAU II** 5 sets **NIVEAU III** 7 sets **REPOS** jusqu'à 2 min

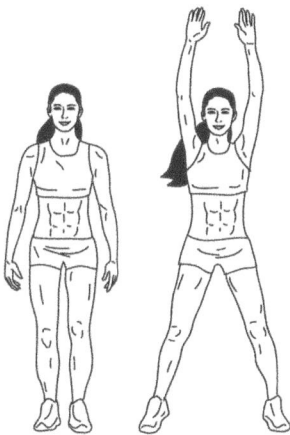

20 jumping jacks

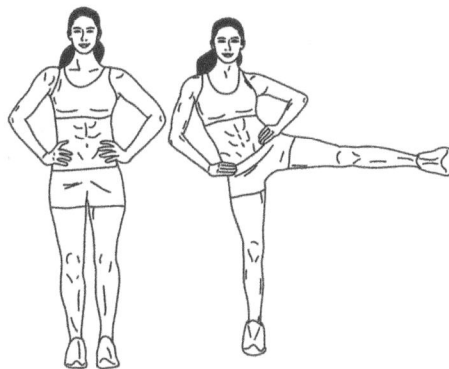

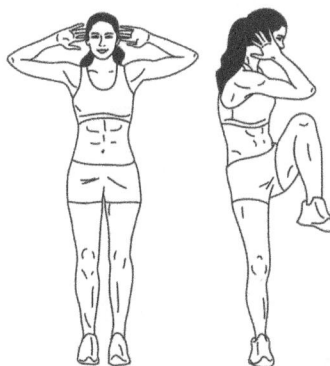

20 levées de jambes

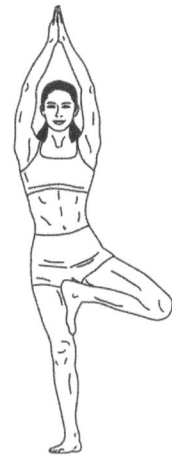

20-count maintien en équilibre

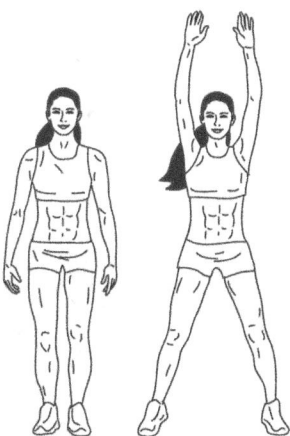

20 jumping jacks

20 genou-au-coudes

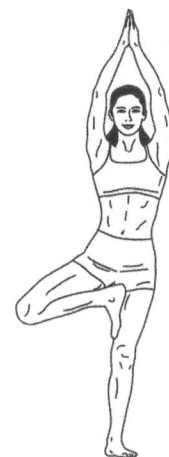

20-count maintien en équilibre

Notice : **20-count** = "en comptant jusqu'à 20"

86 Skybreaker

Libérez la puissance intérieure et atteignez le ciel avec le Skybreaker Workout ! Des mouvements combinés amusants mais efficaces travailleront tout votre corps et recruteront plusieurs groupes musculaires en permettant de profiter de tout le spectre des avantages de l'entraînement au poids du corps. Laissez votre corps aller avec cette routine, faites attention à votre technique, mais n'oubliez pas de profiter du processus !

OBJECTIF : COMBAT

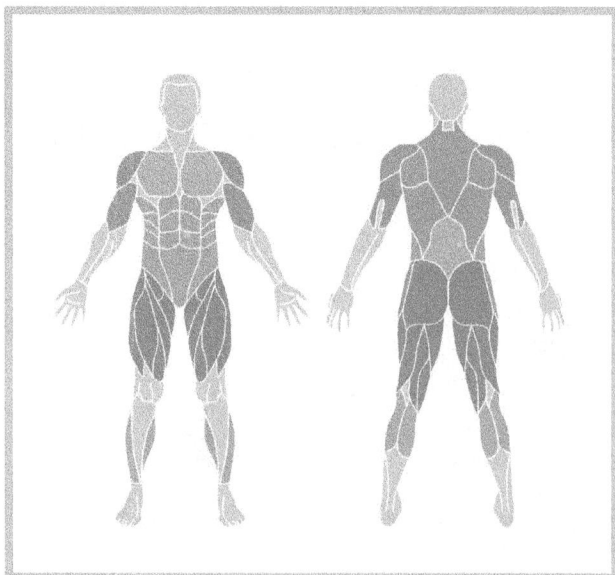

Skybreaker

DAREBEE WORKOUT © darebee.com

NIVEAU I 3 sets **NIVEAU II** 5 sets **NIVEAU III** 7 sets **REPOS** jusqu'à 2 min

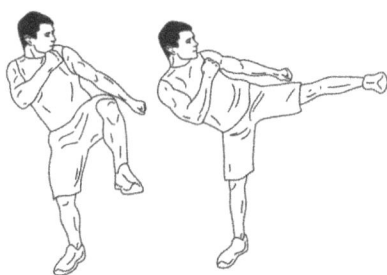

20 coups de pied de côté

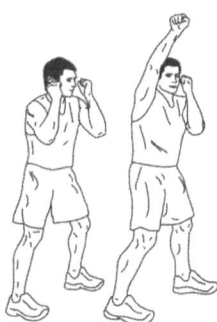

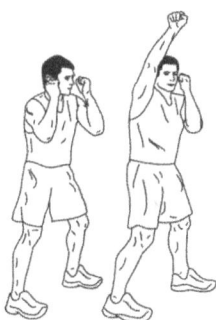

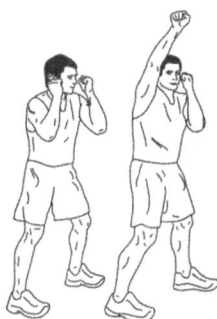

20 coups de poing vers le haut

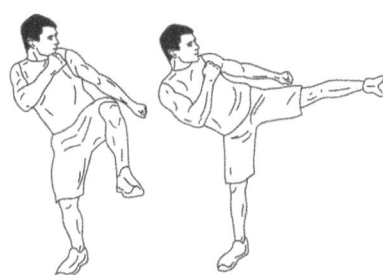

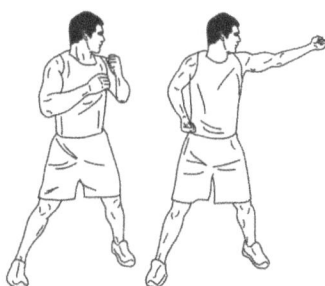

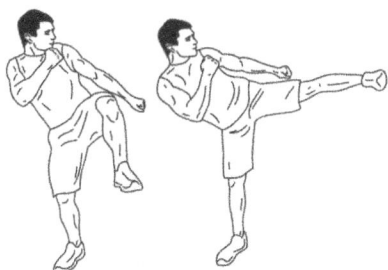

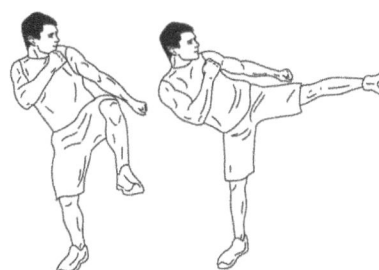

20 coups de pied de côté

20 coups de poing vers le haut

20 coups de poing de côté

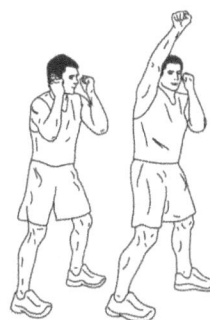

20 coups de poing vers le haut

20 coups de pied de côté

20 coups de poing vers le haut

20 coups de pied de côté

87 Storm

Travaillez votre cardio et le haut du corps en même temps avec le Storm Workout. Gardez vos bras levés tout au long de la séquence du haut et allez à fond lorsque vous faites des jumping jacks pour tirer le meilleur parti de cette routine.

OBJECTIF : BRÛLE-GRAISSE

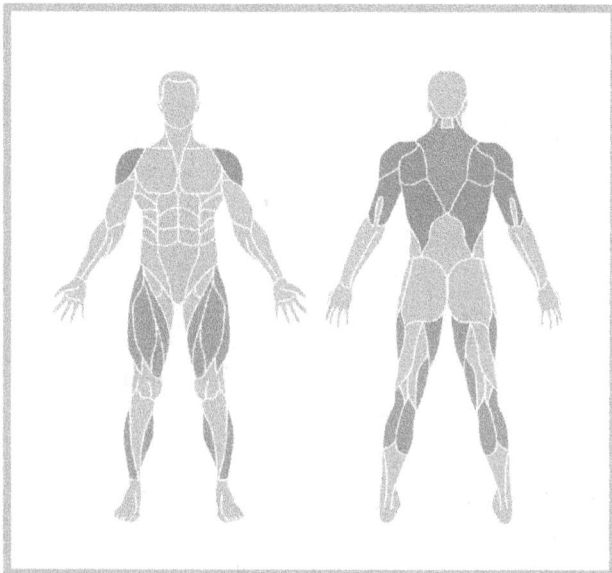

I AM THE STORM

DAREBEE WORKOUT © darebee.com

Niveau I 3 sets **Niveau II** 5 sets **Niveau III** 7 sets | 2 min de repos

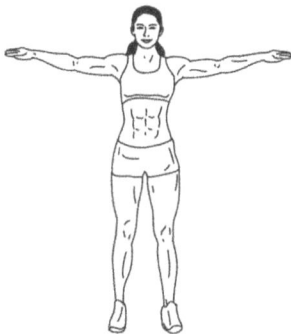

20sec bras écartés

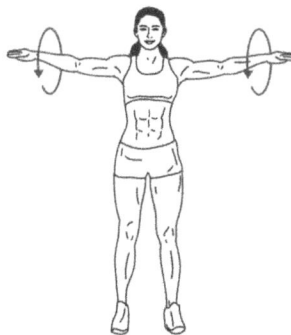

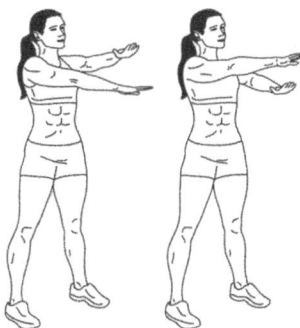

20sec cercles de bras

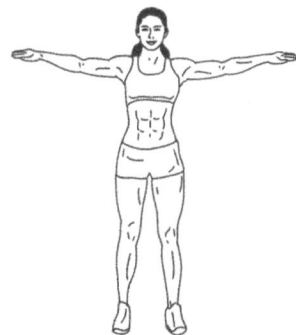

20sec bras écartés

20sec ciseaux
à l'horizontale

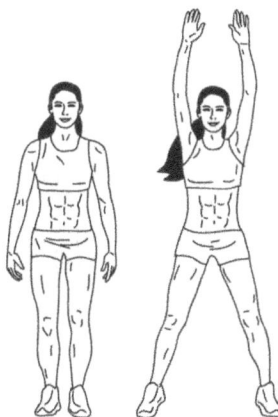

20sec jumping jacks

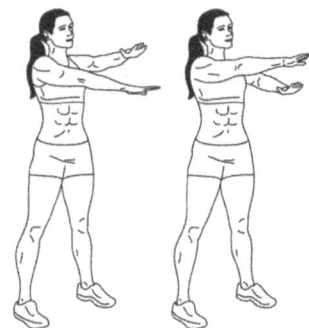

20sec ciseaux
à l'horizontale

88 Strongman

Les chiffres comptent dans Strongman car les répétitions s'accumulent rapidement et la température corporelle augmente. Il s'agit d'un entraînement de niveau de difficulté IV qui aide à développer la force musculaire et la résistance à la fatigue. Il cible tout le corps et aide à développer des groupes musculaires de soutien qui ne sont pas souvent ciblés. C'est un entraînement transformateur. Tout ce que vous avez à faire est de passer de l'autre côté.

OBJECTIF : FORCE & TONIFICATION

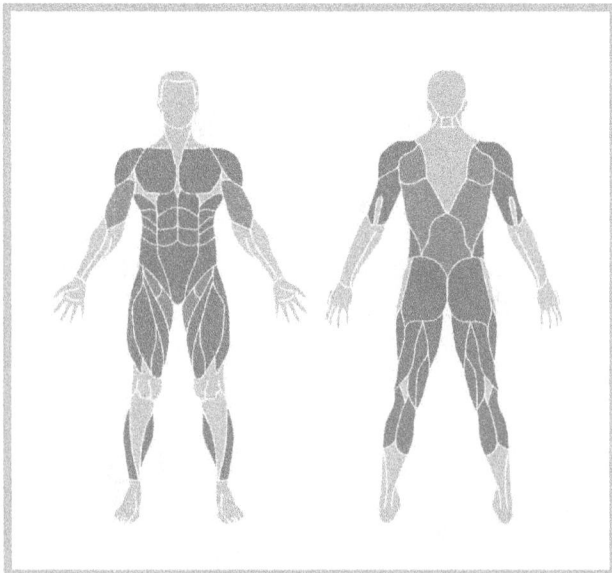

STRONGMAN

DAREBEE WORKOUT © darebee.com

NIVEAU I 3 sets **NIVEAU II** 5 sets **NIVEAU III** 7 sets **REPOS** jusqu'à 2 min

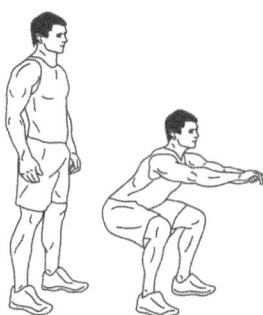

20 squats

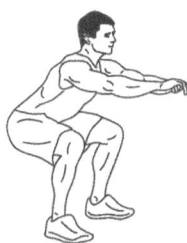

20-count squat maintenu

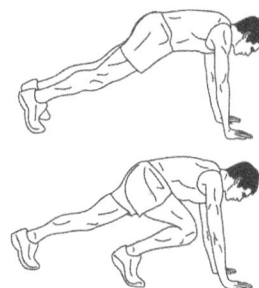

20 grimpeurs lents

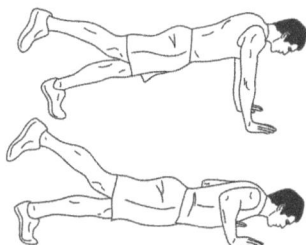

20 raised leg push-ups

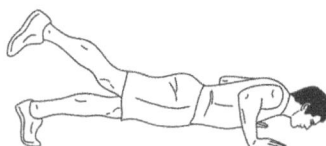

20-count pompe maintenue

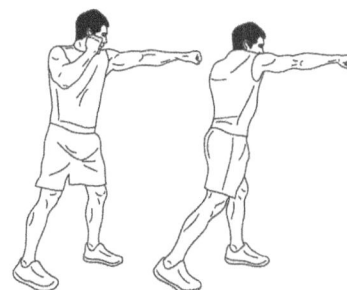

20 coups de poing

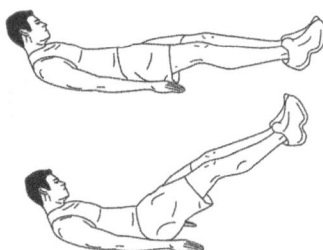

20 levées de jambes

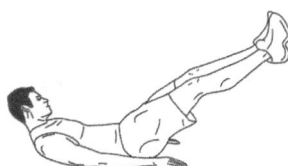

20-count levée de jambes maintenue

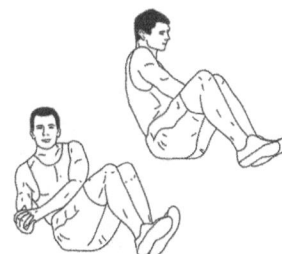

20 rotations russes

Notice : **20-count** = "en comptant jusqu'à 20"

89 Super Burn

Mettez votre corps dans la zone Super Burn avec cet entraînement pour une super transpiration garantie ! Allez aussi vite que vous le pouvez et essayez d'atteindre le même nombre de répétitions chaque fois que vous terminez chaque exercice. Gardez les bras levés tout au long de la deuxième ligne d'exercices pour obtenir un avantage supplémentaire et visez un minimum de 10 burpees basiques (sans pompe) toutes les 20 secondes à chaque fois pour tirer le meilleur parti de cette routine. Reprenez votre souffle et répétez!

OBJECTIF : BRÛLE-GRAISSE

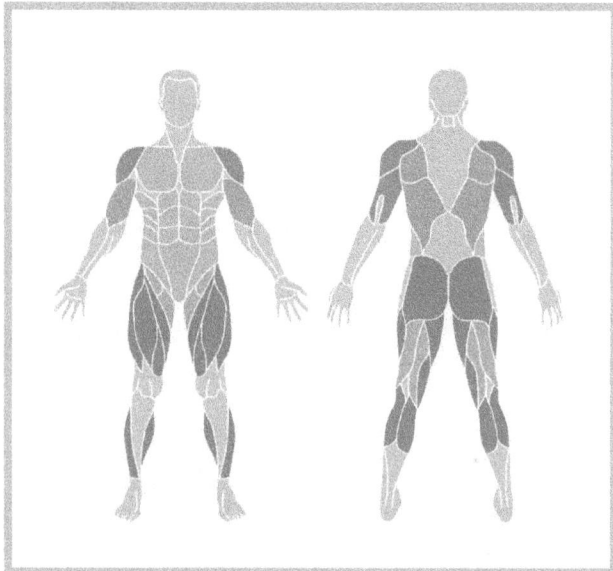

SUPER BURN

DAREBEE HIIT WORKOUT © darebee.com

Niveau I 3 sets **Niveau II** 5 sets **Niveau III** 7 sets | 2 min de repos

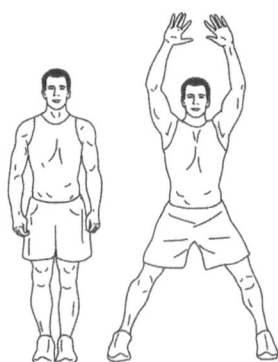

20sec jumping jacks

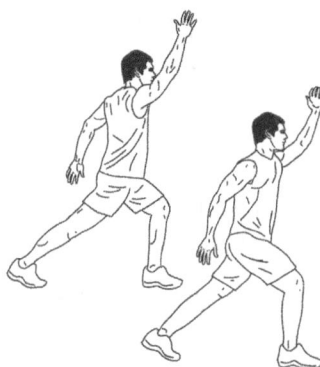

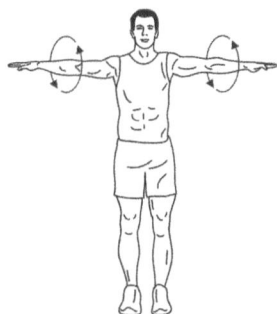

20sec split jacks

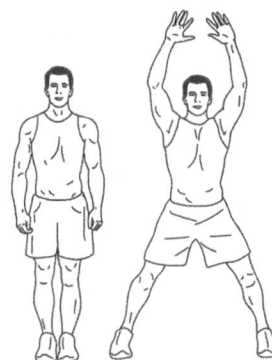

20sec jumping jacks

20sec cercles de bras

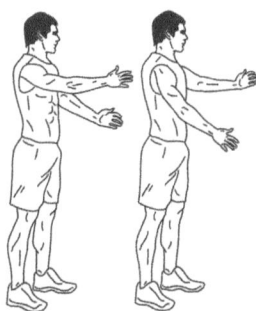

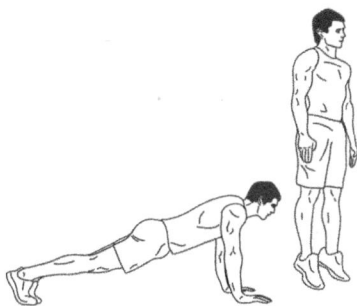

20sec ciseaux à la verticale

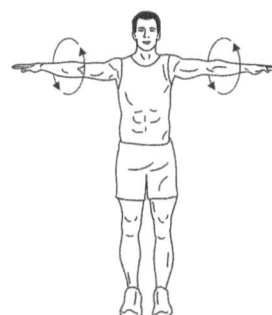

20sec cercles de bras

20sec burpees basiques

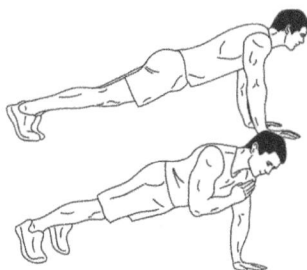

20sec toucher-épaules

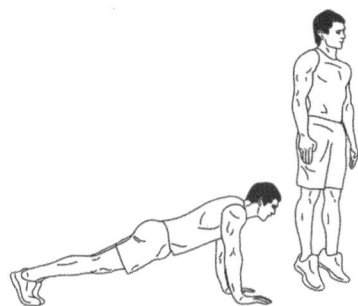

20sec burpees basiques

90 Superhero Abs

Les super-héros combattent le mal et se battent pour le bien et c'est presque un travail à plein temps, mais pendant leur temps libre, ils travaillent sur leurs abdos (maintenant, vous devez l'avoir remarqué !). Pour arborer le genre de mur abdominal ondulé et tendu qui apparaît lorsque vous êtes habillé en spandex, vous avez besoin de l'entraînement Superhero Abs. Il s'agit d'un entraînement de niveau de difficulté IV, donc les débutants n'ont pas besoin de postuler (encore une fois, les rangs de super-héros ne tirent jamais directement des débutants). Intégrez-le à vos entraînements réguliers - au moins une fois par semaine, peut-être plus.

OBJECTIF : ABDOS

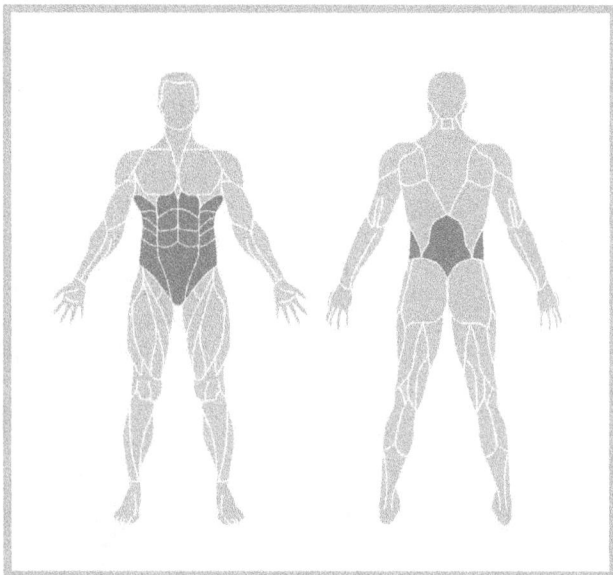

superhero abs

DAREBEE WORKOUT © darebee.com

60 secondes de repos entre les exercices

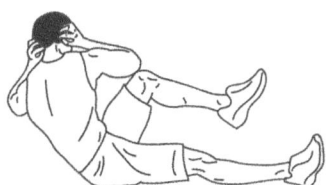

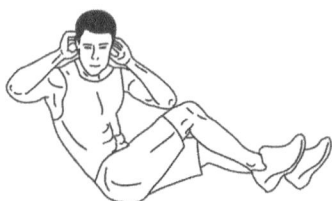

20 genou-au-coude crunchs **x 4 sets**
20 secondes de repos entre les sets

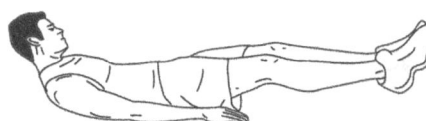

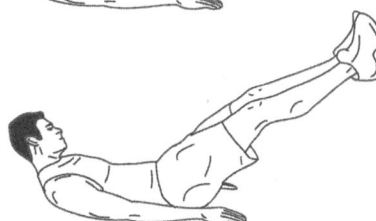

20 levées de jambes **x 4 sets**
20 secondes de repos entre les sets

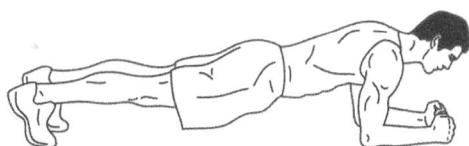

2 minutes planche sur les coudes
répéter une fois

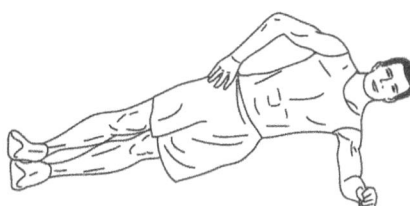

2 minutes planche latérale
1 minute de chaque côté | répéter 1 fois

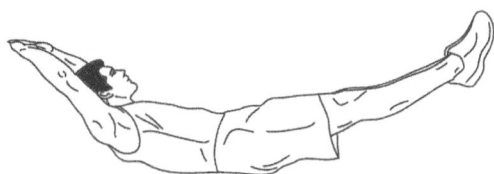

2 minutes barque maintenue
répéter une fois

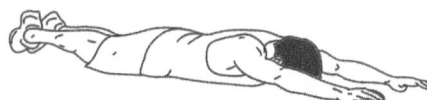

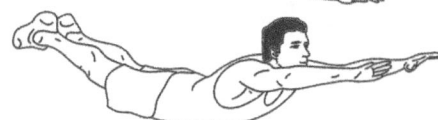

10 étirements superman **x 4 sets**
20 secondes de repos entre les sets

91   Super HIIT

De temps en temps, vous avez vraiment besoin d'une session HIIT «réinitialisée», le genre de session qui surchauffera vos muscles, vous fera transpirer fort et vous laissera totalement anéanti par la suite. Il y a de bonnes raisons pour des sessions comme ça et elles ont à voir avec le nivellement. Ramenez vos genoux à hauteur de taille pendant les Levées de genoux, synchronisez vos bras et vos jambes et essayez de faire autant de répétitions que possible dans chaque segment de 20 secondes. Même fait une fois par mois, cet entraînement HIIT particulier apportera des avantages tangibles en termes de performances physiques en général.

OBJECTIF : BRÛLE-GRAISSE

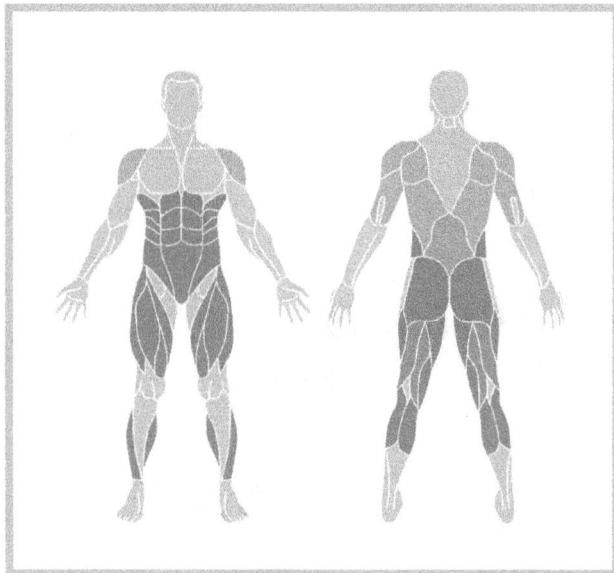

SUPER HIIT

DAREBEE WORKOUT © darebee.com

Level I 3 sets **Level II** 5 sets **Level III** 7 sets | 2 minutes rest

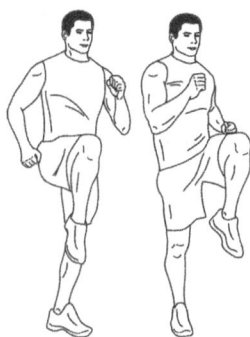

20sec high knees

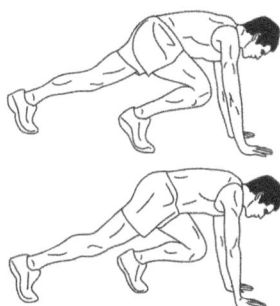

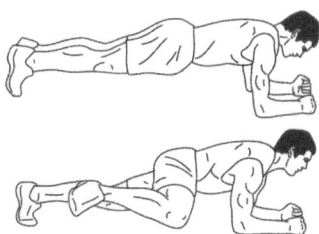

20sec climbers

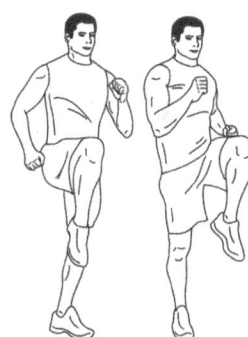

20sec high knees

20sec plank crunches

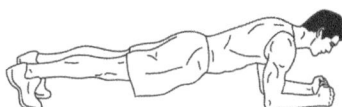

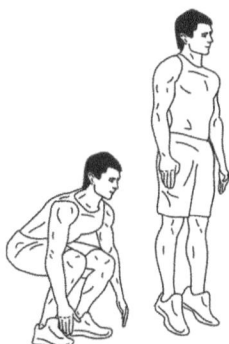

20sec plank hold

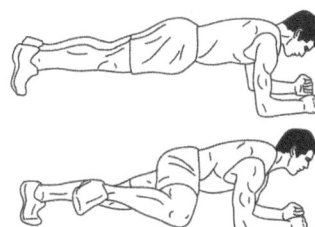

20sec plank crunches

20sec jump squats

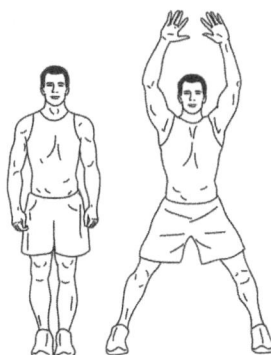

20sec jumping jacks

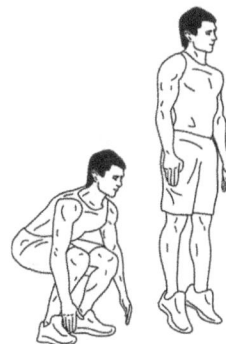

20sec jump squats

92 Superhuman

Si vous êtes un fan inconditionnel de Darebee dès le premier jour et que vous avez réussi à faire chacun de nos 999 entraînements tout en équilibrant travail, vie et santé mentale, nous nous inclinons devant vous parce que vous êtes, à présent, vraiment surhumain, ce qui signifie que vous méritez vraiment notre 1000ème offre. L'entraînement Surhumain hypercharge presque tous les muscles de votre corps, puis exige un travail supplémentaire de la part des tendons qui alimentent vos groupes musculaires de soutien et votre posture.

OBJECTIF : BRÛLE-GRAISSE

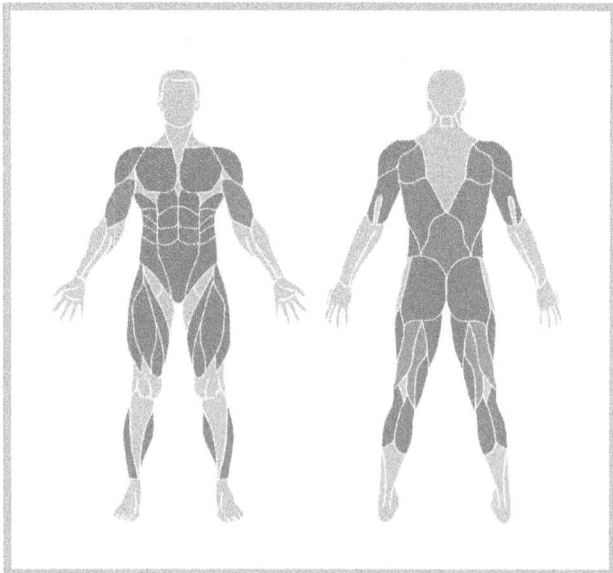

SUPERHUMAN

DAREBEE WORKOUT © darebee.com

NIVEAU I 3 sets **NIVEAU II** 5 sets **NIVEAU III** 7 sets **REPOS** jusqu'à 2 min

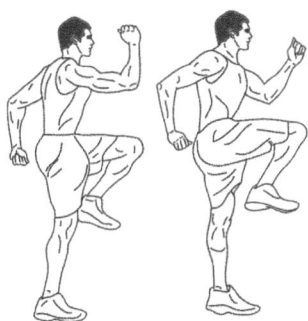

40 pas de marche

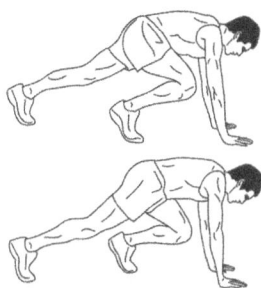

40 grimpeurs

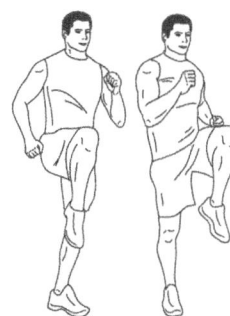

80 levées de genoux

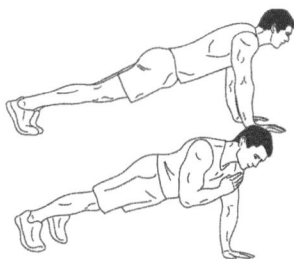

20 toucher-épaules

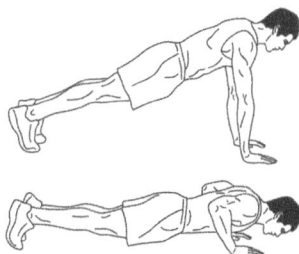

20 pompes

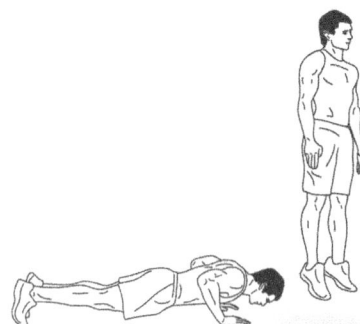

20 burpees

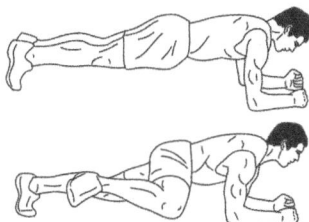

40 flexions de jambe
en planche

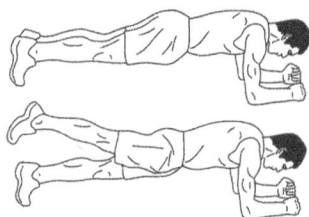

40 levées de jambe
en planche

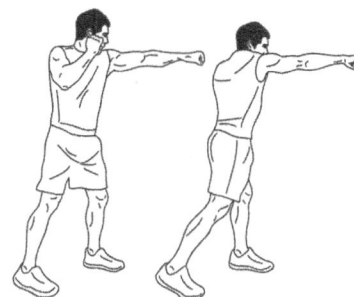

80 coups de poing

Sweat Zone

Sweat Zone porte totalement son nom en utilisant tous les principaux groupes musculaires du corps dans des mouvements forts et dynamiques et, ce faisant, en utilisant un certain nombre de groupes musculaires satellites. Il s'agit d'un entraînement de niveau de difficulté IV, vous avez donc été averti.

OBJECTIF : BRÛLE-GRAISSE

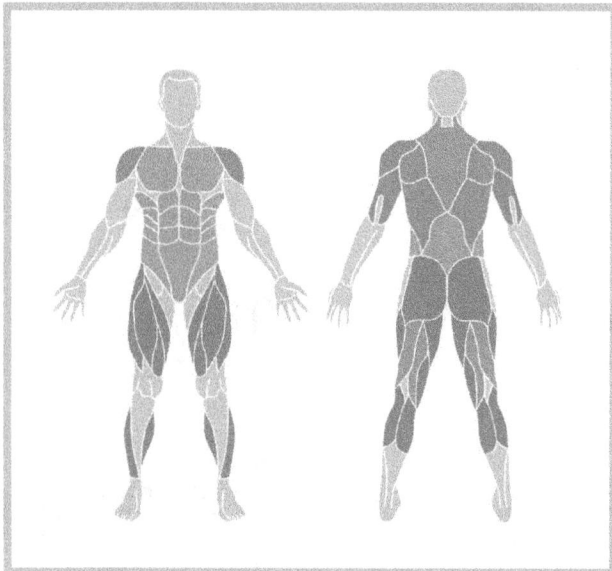

SWEAT ZONE

DAREBEE `HIIT` WORKOUT © darebee.com

Niveau I 3 sets **Niveau II** 5 sets **Niveau III** 7 sets | 2 min de repos

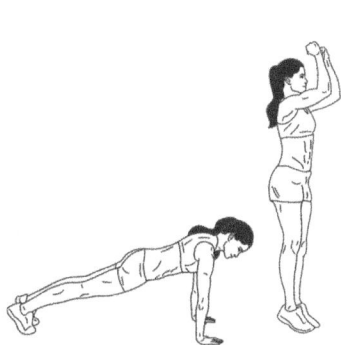

20sec burpees basiques

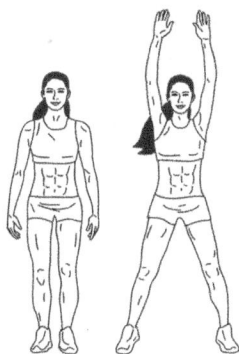

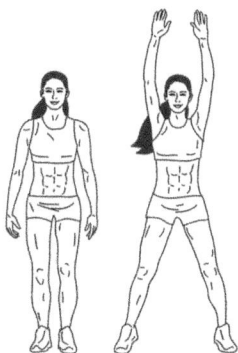

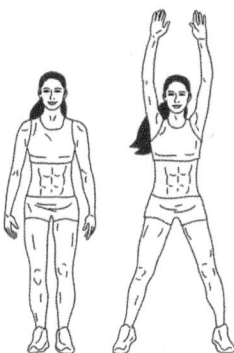

20sec jumping jacks

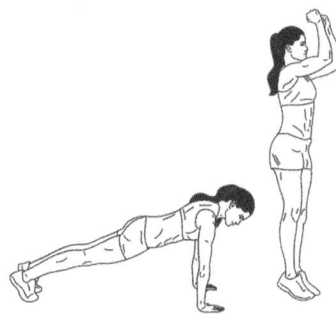

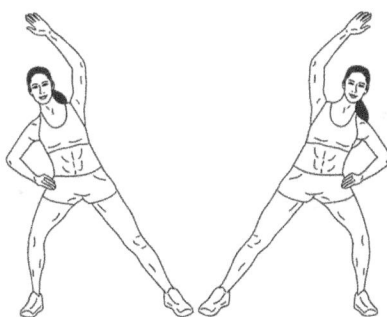

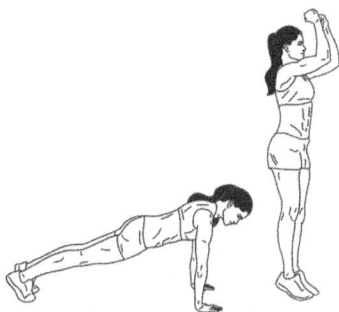

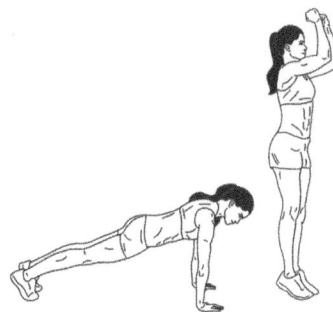

20sec burpees basiques

20sec jumping jacks

20sec side jacks

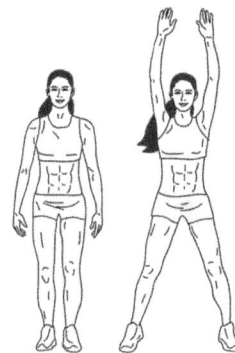

20sec jumping jacks

20sec burpees basiques

20sec jumping jacks

20sec burpees basiques

94 Target Abs

Les abdos sont plus que le look de « tablette de chocolat ». Des abdos solides aident le corps à fonctionner plus rapidement, avec plus de puissance. Ils aident à maintenir une meilleure posture, résistent à la fatigue, amplifient le transfert de force du haut vers le bas du corps et vice versa et soutiennent mieux le bas du dos et la colonne vertébrale. Comme son nom l'indique, Target Abs est un entraînement qui cible les abdominaux. Vous savez ce que vous devez faire.

OBJECTIF : ABDOS

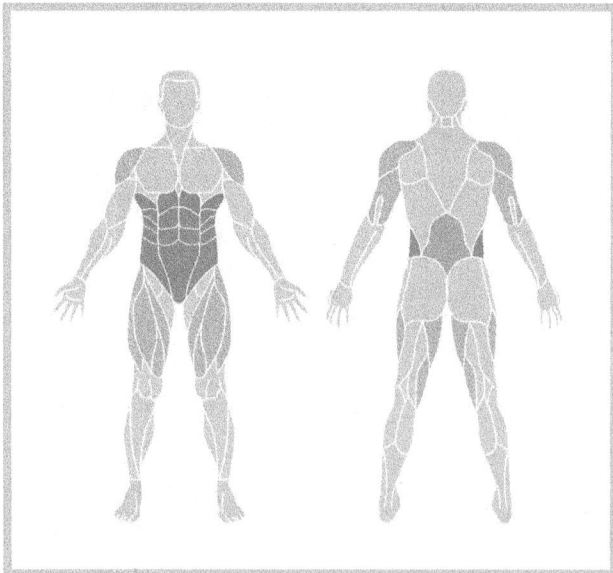

target:abs

DAREBEE WORKOUT © darebee.com

30 secondes pour chaque exercice **3 sets au total**
60 secondes de repos entre les sets

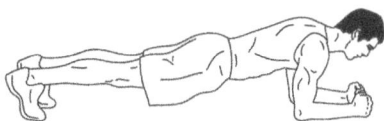

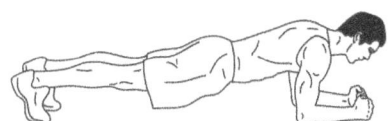

planche sur les coudes   planche maintenue   planche sur les coudes

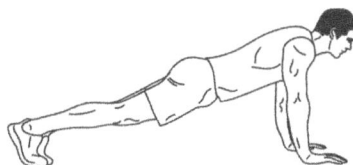

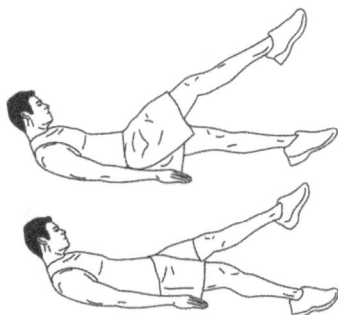

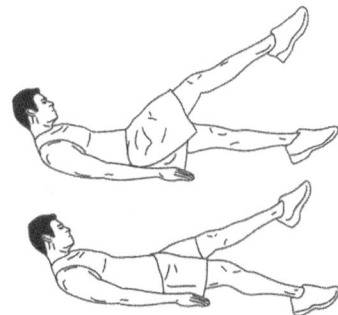

battements de jambes   levée de jambes maintenue   battements de jambes

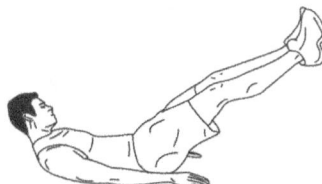

95 Ultimatum

Les mouvements de combat et les exercices de conditionnement qui les accompagnent ne constituent jamais un entraînement «facile», ce qui signifie que si c'est facile que vous voulez, ce n'est pas l'entraînement que vous recherchez. L'Ultimatum vous guide à travers un exercice après l'autre, ajoutant charge après charge jusqu'à ce que votre corps vous fasse mal et que vos abdos crient «assez !» Ne les écoutez pas. Allez jusqu'au bout et ne vous arrêtez pas.

OBJECTIF : FORCE & TONIFICATION

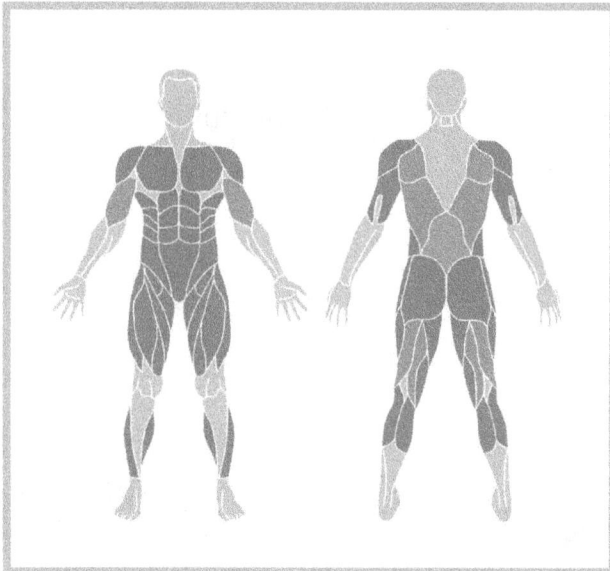

THE ultimatum

DAREBEE WORKOUT © darebee.com

NIVEAU I 3 sets **NIVEAU II** 5 sets **NIVEAU III** 7 sets **REPOS** jusqu'à 2 min

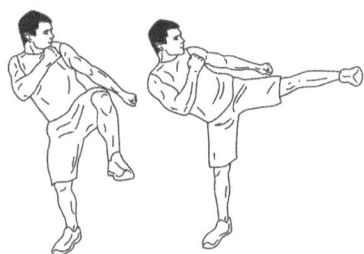

40 coups de pied de côté

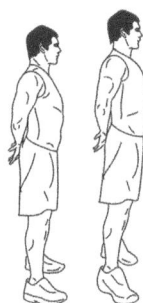

20 levées de talons

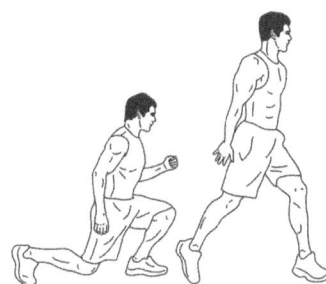

20 fentes sautées

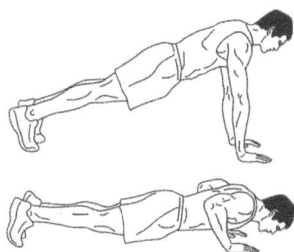

20 pompes

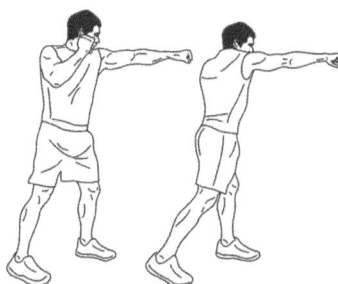

40 coups de poing

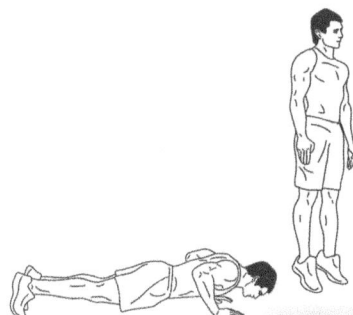

20 burpees

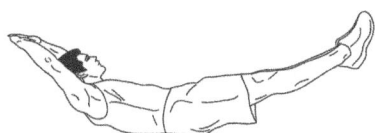

20sec barque

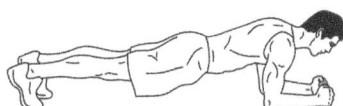

20sec planche
sur les coudes

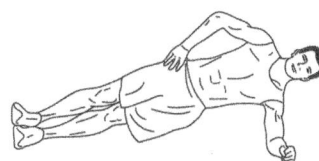

40sec planche latérale

96 Upperbody Tendons

L'entraînement Upperbody Tendons vous aidera à développer la vitesse et la puissance des mouvements du haut du corps. Ce n'est pas un entraînement lourd, il devrait donc être celui que vous devez faire le plus souvent possible afin d'obtenir les changements structurels nécessaires des tendons.

OBJECTIF : FORCE & TONIFICATION

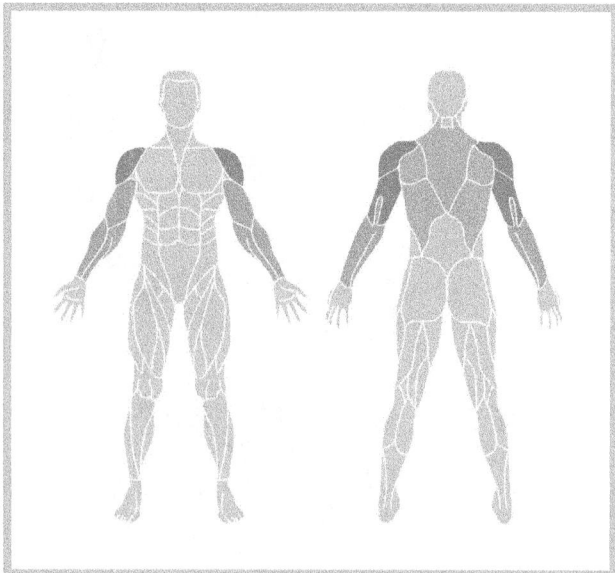

UPPERBODY
TENDON STRENGTH

DAREBEE WORKOUT © darebee.com

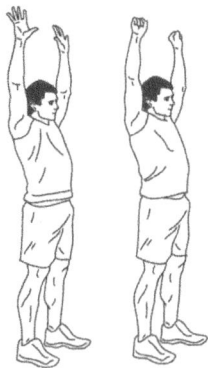

30sec serré/desserré vers le haut

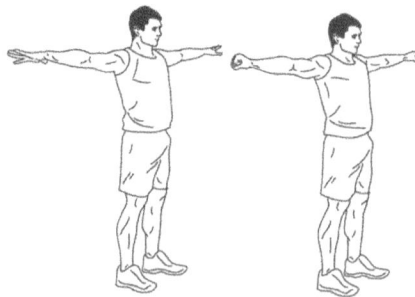

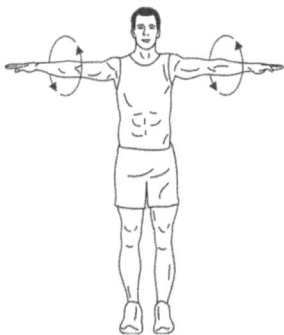

60sec serré/desserré de côtés

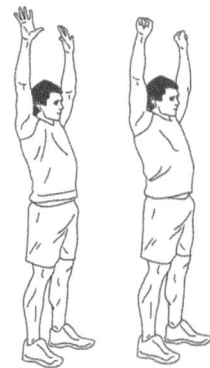

30sec serré/desserré vers le haut

30sec cercles de bras

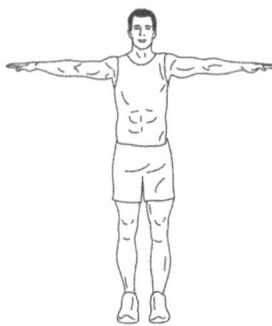

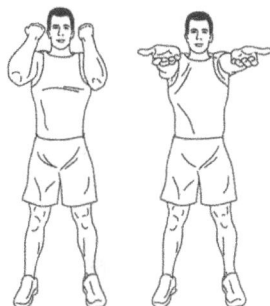

60sec maintien

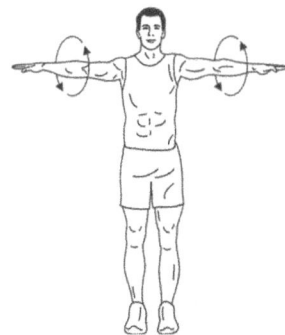

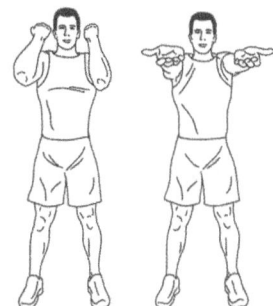

30sec cercles de bras

30sec extensions biceps

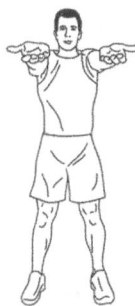

60sec maintien

30sec extensions biceps

Upperbody Works

Concentrez-vous sur la technique plutôt que sur la vitesse. Lorsque vous effectuez des Extensions de biceps, assurez-vous que vos coudes soient pointés vers l'avant - ne les laissez pas tomber. Trouvez votre rythme et restez avec lui tout au long du circuit. Étendez complètement vos bras pendant les Extensions de biceps et les Toucher épaules. Une fois les tensions montées, vous saurez que cela fonctionne.

OBJECTIF : FORCE & TONIFICATION

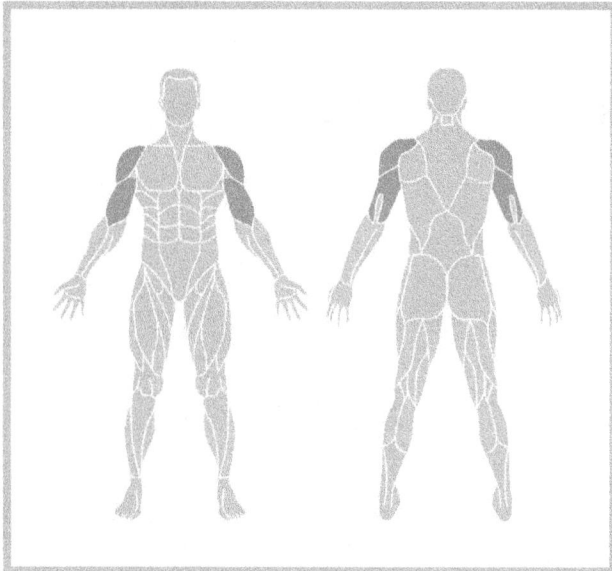

upperbody works

DAREBEE WORKOUT © darebee.com

NIVEAU I 3 sets **NIVEAU II** 4 sets **NIVEAU III** 5 sets **REPOS** jusqu'à 2 min

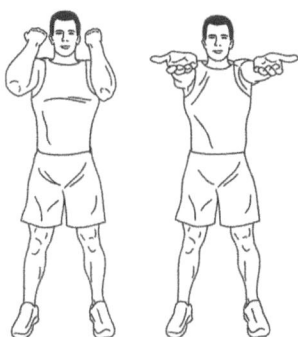

20 extensions biceps

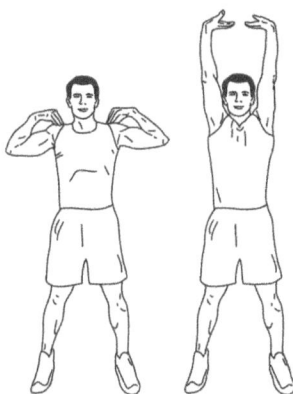

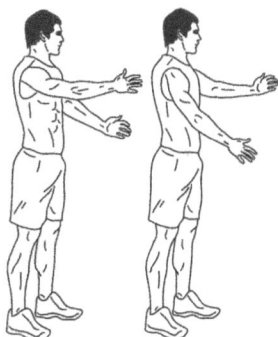

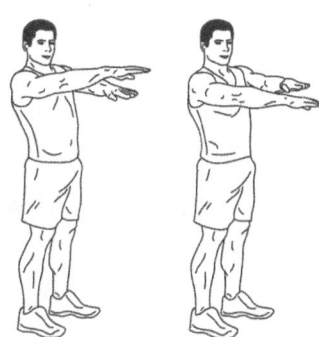

20 toucher-épaules

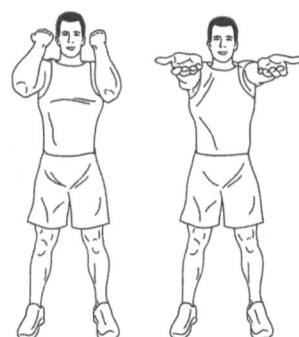

20 extensions biceps

20 ciseaux à la verticale

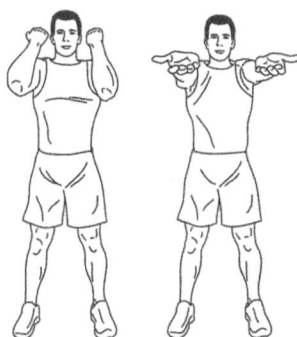

20 extensions biceps

20 ciseaux à l'horizontale

98 Walk, Run, Repeat

Nous somme fait pour marcher et nous sommes fait pour courir. Cela signifie que notre corps aime quand nous travaillons sur les muscles qui nous permettent de marcher et de courir, c'est pourquoi Walk, Run Repeat est un entraînement qui vous fera vous sentir bien après l'avoir terminé.

OBJECTIF : BRÛLE-GRAISSE

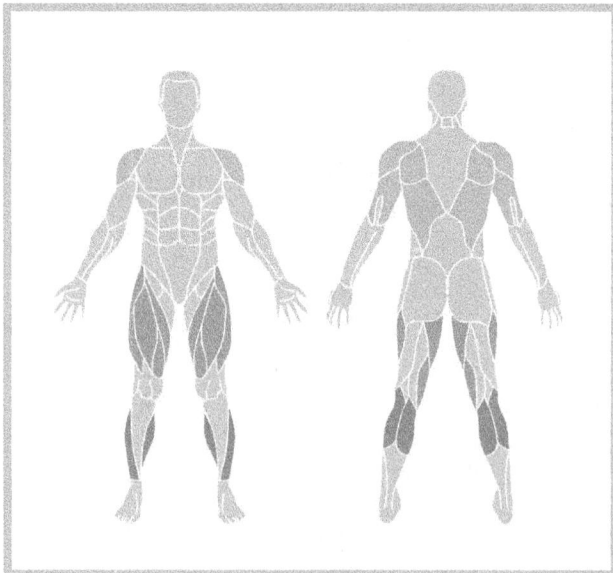

HIIT WORKOUT
BY DAREBEE
© darebee.com
Niveau I 3 sets
Niveau II 5 sets
Niveau III 7 sets
2 minutes de repos

WALK RUN REPEAT

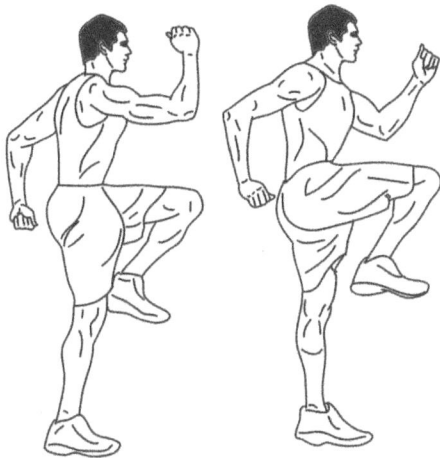

20 sec	pas de marche
10 sec	levées de genoux
20 sec	pas de marche
10 sec	levées de genoux
20 sec	pas de marche
10 sec	levées de genoux
20 sec	pas de marche
10 sec	levées de genoux

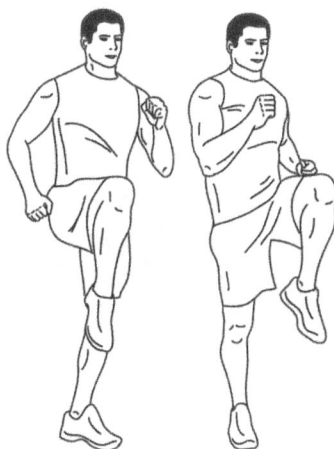

99 White Rabbit

L'agilité, la flexibilité et la dextérité sont une combinaison du corps et de l'esprit. Votre corps ne bougera bien que lorsque votre esprit aura le modèle interne nécessaire pour le guider. L'entraînement White Rabbit vous aide à développer tout cela, ce qui signifie que vous pouvez développer toutes les compétences physiques nécessaires pour un meilleur contrôle du corps.

OBJECTIF : BRÛLE-GRAISSE

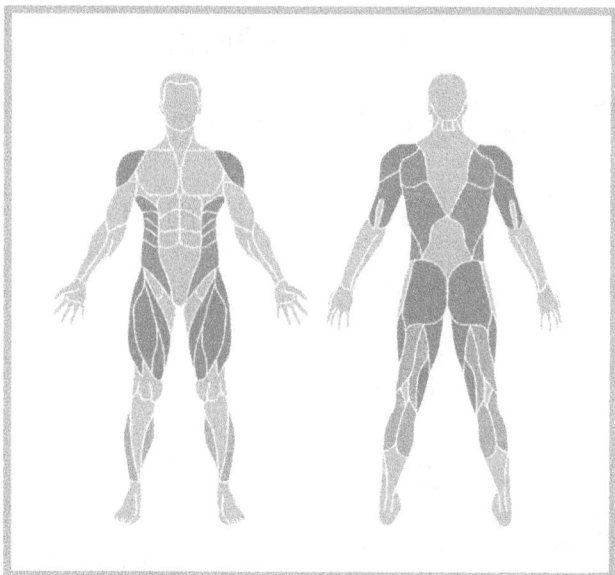

white rabbit

DAREBEE WORKOUT © darebee.com

5 sets au total | 2 minutes de repos entre les sets

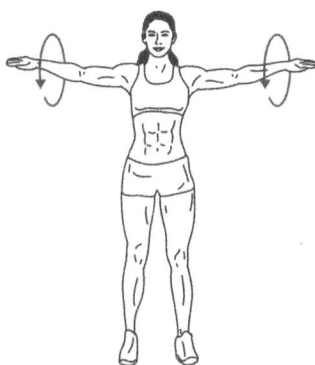

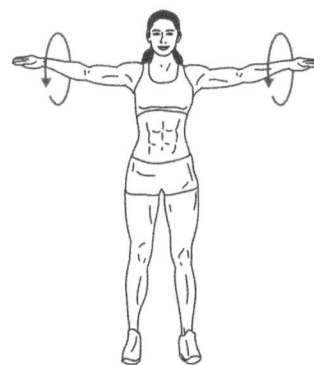

20 cercles de bras

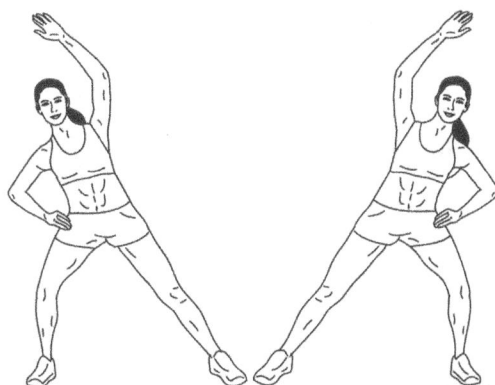

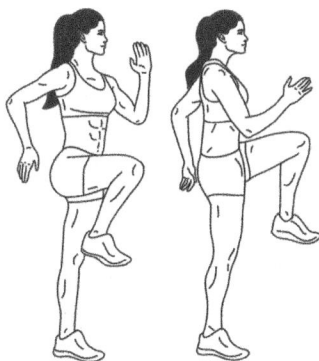

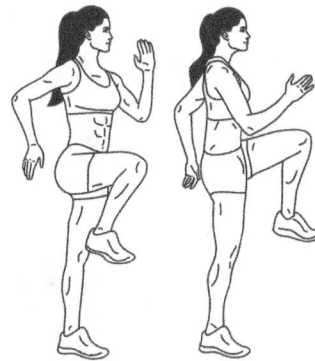

20 side jacks

20 cercles de bras

20 pas de marche

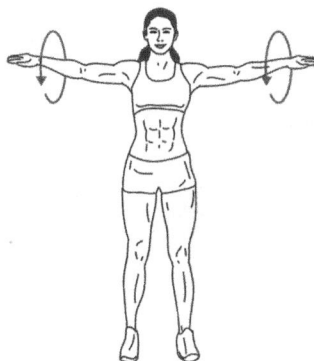

20 cercles de bras

20 pas de marche

100 Zone

L'entraînement Zone est notre HIIT classique avec juste la bonne intensité pour vous faire transpirer mais pas assez pour vous assommer (y compris des pauses actives). C'est parfait si vous cherchez à charger dur vos abdominaux et votre core et à faire une bonne course pour vos poumons. Classique, simple et précis.

OBJECTIF : BRÛLE-GRAISSE

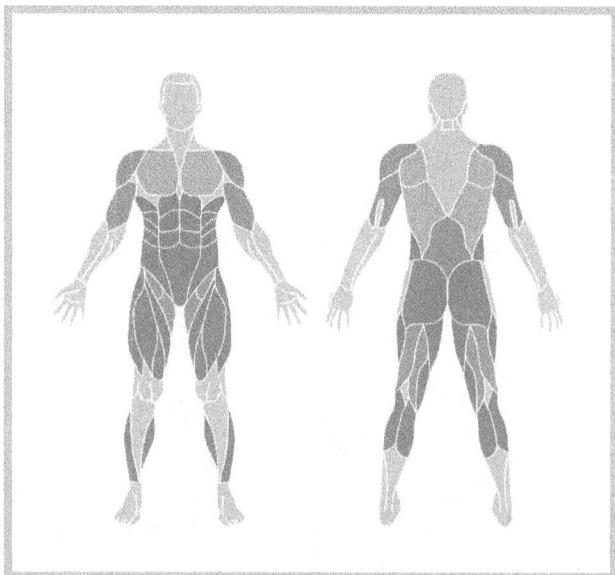

THE ZONE

DAREBEE HIIT WORKOUT © darebee.com

Niveau I 3 sets **Niveau II** 5 sets **Niveau III** 7 sets | 2 min de repos

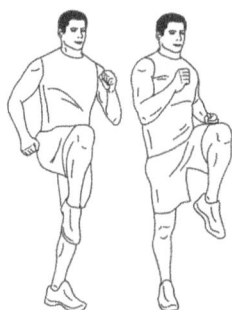

20sec levées de genoux

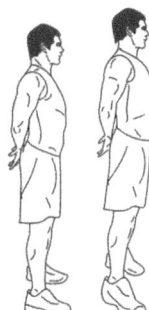

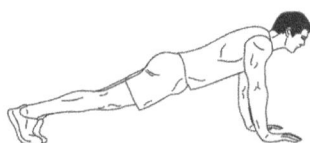

20sec levées de talons

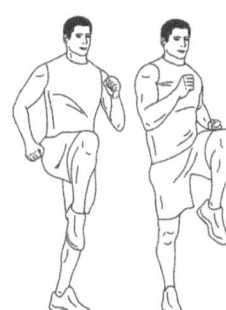

20sec levées de genoux

20sec planche

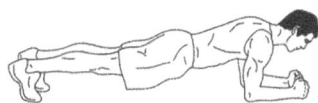

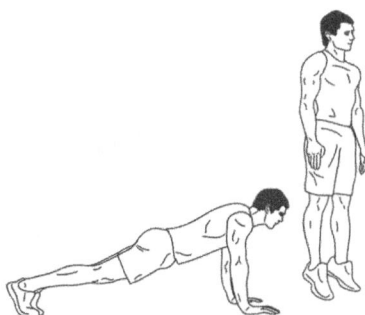

20sec planche sur les coudes

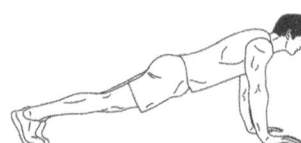

20sec planche

20sec burpees basiques

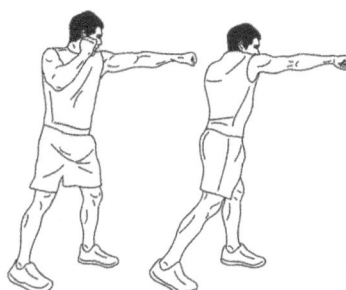

20sec coups de poing

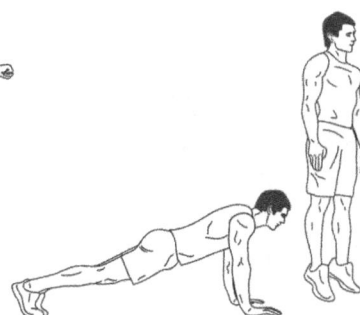

20sec burpees basiques

LEXIQUE FRANÇAIS – ANGLAIS UTILISE DANS CE LIVRE

Français	Anglais
Abdo butt-ups	Butt-ups
Air bike crunchs	Air bike crunches
Balancier gauche-droit	Move from side-to-side
Barque	Hollow hold
Bascules sur les côtés	Side-to-side tilts
Battements de jambes	Flutter kicks
Boxe dans le vide	Shadow boxing
Bras écartés maintenus	Raised arm hold
Bras levés mains croisées maintenus	Overheaded arm lock hold
Bûcherons	Cross chops
Burpees / ou Saut de grenouille	Burpees
Burpees basiques avec saut	Basic burpees with jump
Cercles avec jambes levées	Raised leg circles
Cercles de bras	Raised arm circles
Cercles de poings	Speed bag punches
Chaise	Wall sit
Chien tête en haut	Upward dog
Ciseaux	Scissors
Ciseaux dynamiques	Scissor steps
Ciseaux rapides	Fast scissors
« Coup de couteau »	Knife hand strike
Coup de coude	Elbow strike
Coup de paume	Palm strike
Coup de pied de face	Front kicks
Coup de pied de face maintenu	Front kick hold
Coup de pied en tournant	Back leg low turning kick
Coup de pied latéral maintenu	Side kick hold
Coup de poing de côté / ou Backfist	Backfist
Coup de poing vers le haut	Overhead punches
Coups de ciseaux	Scissor chops
Coups de genou	Knee strikes
Coups de mains serrées	Side-to-side chops
Coups de pied de côté	Side kicks
Coups de pied lents	Slow front kicks
Coups de pieds sur le côté	Turning kicks
Coups de poing	Punches
Coups de poing en position assise	Sitting punches
Coups de poing jambes fléchies	Squat hold punches
Coups de poing sur les côtés	Side-to-side backfists
Coups lents	Slow kicks
Coups rapids	Fast kicks
Crunch maintenu	Crunche hold
Crunchs avec jambes levées	Raised legs crunches

Crunchs bras tendus	High crunches
Crunchs genou-au-coude	Knee-to-elbow crunches
Crunchs inversés	Reverse crunches
Crunchs rameur	Crunch kicks
Diver pompes	Diver push-ups
Double flexion	Double squat
Essui-glaces en V	V-wipers
Etirement de l'aine	Groin stretch
Etirement des épaules	Cross neck elbow stretch
Etirement des ischio-jambiers	Leg to chest stretch
Etirement des quadriceps	Quad stretch
Etirement des triceps	Elbow stretch
Etirement du bas du dos	Hamstring stretch
Fente latérale maintenue	Deep lunge hold
Fente latérale orteils levés maintenue	Deep lunge hold (toes up)
Fentes avec coups de main	Lunge push strikes
Fentes d'archer	Archer lunges
Fentes latérales	Side lunges / Side-to side lunges
Fentes latérales rapides	Fast side-to-side lunges
Fentes profondes lentes	Slow side lunges
Fentes sautées	Jumping lunges
Fentes sautées altérnées	Split lunges
Flexion avant debout	Gravity toe touches
Flexion avant en équilibre maintenue	Bent over balance hold
Flexion avant maintenue	Bent over hold
Flexion avec mains serrées	Arm grip stretch hold
Flexions de buste en avant	Forward bends
Flexions de jambes / ou Squats	Squats
Flexions sautées / ou Squats sautés	Jump squats
Flexions talon levé	Squat calf raises
Genou levé maintenu	Raised knee hold
Genou-au-coudes	Knee-to-elbows
Grand écart latéral	Side split
Grimpeurs	Climbers
Grimpeurs lents	Slow climbers
Grimpeurs toucher-pied	Climber taps
Jambes levées en comptant jusqu'à 10	10-count raised leg hold
Jumping jacks / ou Sauts jambes et bras écartées	Jumping jacks
Jusqu'à épuisement	To failure
La centaine Pilates	Hundreds
Levée de jambes maintenue	Raised leg hold
Levées de bras	Arm raises
Levées de bras + jambe en planche	Plank alt arm/leg raises
Levées de bras à l'horizontale	Side arm raises

Levées de genoux	High knees
Levées de jambe en planche	Plank leg raises
Levées de jambes	Leg raises
Levées de jambes tendues	Stright leg bounds
Levées du buste	Sit-ups
Levées du buste avec coup de poing	Sit-up punches
Levées du buste papillon	Butterfly sit-ups
Levées genoux	Knee raise
Levées latérales de jambes	Side leg raises
Levées rapides de pied en arrière	Low back kicks
Lunges / ou Fentes	Lunges
Mains serrées en comptant jusqu'à 20	20-count arm hold
Marche avec torsions	March twists
Mi-flexions de genoux	Half windshield wipers
Mouvements de jambes sur le côté	Side leg swings
Pas chassés en mi-flexion	Half squat rows
Pas de marche	March steps
Planche body saw	Body saw
Planche dynamique vers fentes	Plank into lunges
Planche en comptant jusqu'à 10	10-count plank
Planche jambes écartées	Wide leg plank
Planche knee-ins	Plank knee-ins
Planche latérale	Side plank
Planche latérale bassin levé	Side plank raises
Planche latérale en étoile	Side star plank
Planche latérale toucher-genou	Side plank knee taps
Planche pieds écartés/serrés	Plank jacks
Planche push-up	Push-up plank
Planche step-out	Plank step-out
Planche sur les coudes	Elbow plank
Planche walk-out	Plank walk-out
Planche walk-out + toucher-épaule	Walk-out + shoulder tap
Planches avec rotations	Planks with rotations
Planches dynamiques	Up and down planks
Planche jump-ins	Plank jump-ins
Pompes	Push-ups
Pompes avec crunch de côté	Side crunch push-ups
Pompes Dragon	Dragon push-ups
Pompes dynamiques vers fentes	Push-ups into lunges
Pompes jambe levée	Raised leg push-ups
Pompes lentes	Slow push-ups
Pompes mains décalées	Staggered push-ups
Pompes pieds croisés	Stackedfeet push-ups
Pompes prise large	Wide grip push-ups

Pompes prise serrée	Close grip push-ups
Pompes rapides	Fast push-ups
Pompes sautées	Power push-ups
Pompes toucher-épaule	Push-up shoulder tap
Pompes triceps	Tricep push-ups
Pont sur le côté	Side bridges
Ponts	Bridges
Ponts complets	Full bridges
Ponts jambe levée	Raised leg bridges
Ponts sur une jambe	One legged bridges
Position en équilibre	Balance stand
Position en étoile	Star hold
Relevées	Get-ups
Rotations du bassin	Half wipers
Rotations en planche latérale	Side planks rotations
Rotations latétales de bras	Arm rotations
Rotations russes	Sitting twists
Saut ape hop	Ape hop
Saut de côté	Jump to the side
Sauts écarté-serré	Half jacks
Sauts en squat	Squat hops
Sauts en frappant les talons	Hop heel clicks
Sauts groupés	Jump knee tucks
Sauts hauts en frappant les talons	High jumps with heel click in the air
Sauts sur les côtés	Side-to-side jumps
Sauts toucher-pied	Toe tap jumps / Toe tap hops
Squats sur place	Split squats
Step-up fentes	Lunge step-ups
Talons fesses	Butt kicks
Talons levés	Calf raises
Torsion du buste	Side chop / Twists
Toucher-cuisse	Thigh taps
Toucher-épaule	Shoulder taps

www.ingramcontent.com/pod-product-compliance
Lightning Source LLC
Chambersburg PA
CBHW080845270326
41930CB00013B/3002